妊娠糖尿病血糖控制一本通

U0304696

营养与运动干预妊娠糖尿病孕妇结构化治疗与教育课程的开发与应用（202114031931）

妊娠糖尿病血糖控制一本通

贺　骏　邓凤良　苏科誉　方玉琦　谢鑑辉　主编

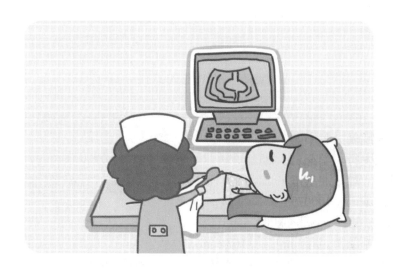

学苑出版社

图书在版编目（CIP）数据

妊娠糖尿病血糖控制一本通 / 贺骏等主编 ． — 北京：
学苑出版社，2023.7
ISBN 978-7-5077-6704-9

Ⅰ．①妊… Ⅱ．①贺… Ⅲ．①妊娠合并症－糖尿病－
防治 Ⅳ．① R714.256

中国国家版本馆 CIP 数据核字（2023）第 119720 号

责任编辑：黄小龙
出版发行：学苑出版社
社　　址：北京市丰台区南方庄 2 号院 1 号楼
邮政编码：100079
网　　址：www.book001.com
电子邮箱：xueyuanpress@163.com
联系电话：010–67601101（营销部）、010–67603091（总编室）
印 刷 厂：北京兰星球彩色印刷有限公司
开本尺寸：710 mm × 1000 mm　1/16
印　　张：11.25
字　　数：134 千字
版　　次：2023 年 7 月第 1 版
印　　次：2023 年 7 月第 1 次印刷
定　　价：48.00 元

主　审

王团美

主　编

贺　骏　邓凤良　苏科誉　方玉琦　谢鑑辉

副主编

蔡海荣　彭　芳　胡桃艳　王桃莎

编　委

（以姓氏笔画为序）

王　娟	王小燕	尹　转	龙艳玲	向秋红
刘　祎	刘　意	刘小花	李晓莉	杨红梅
杨碧云	吴　敏	何玉莲	何燕娟	余　可
张　路	张宏美	陈　园	陈　沛	陈　琼
陈秋霞	陈铁强	欧阳弦	欧阳雅琦	柳红艳
聂雪晴	高洁群	黄　惠	黄宁君	龚晓琴
彭冬梅	喻艺梅	楚　丹	谭香艺	熊惠民

前　言

生育一个健康、聪明的宝宝，是天下所有父母的心愿。若妊娠糖尿病患者的血糖不能得到理想控制，将给母婴近远期健康带来挑战。

如何预防妊娠糖尿病，以及患妊娠糖尿病后怎么吃才更健康、更营养，怎么运动才更科学、更安全，如何通过饮食和运动理想控制血糖等，是妈妈们需要关注的问题。

全书分为十章：第一章教您认识糖尿病；第二章让您了解如何预防妊娠糖尿病；第三章让您了解如何诊断妊娠糖尿病；第四章帮助您掌握妊娠糖尿病孕妈妈该怎么吃；第五章帮助您掌握糖妈妈该怎么运动；第六章讲解了妊娠糖尿病的药物干预；第七章让您了解如何进行血糖自我监测，如何预防及处理低血糖；第八章讲述了糖妈妈们的心理保健知识，帮助糖妈

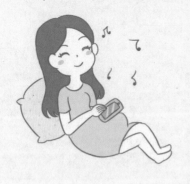

妈远离抑郁症；第九章详细介绍了产后随访的重要性及随访时间、随访内容等；第十章解答了糖妈妈关心的常见问题。

希望这本书能帮助您科学、理想地控制孕期血糖，健康饮食、规律运动，愉快、顺利地度过孕产期，愿小宝贝们都健康、聪明、可爱！

编者

2023 年 5 月

目　录

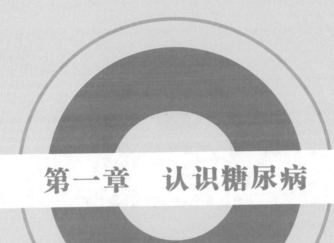

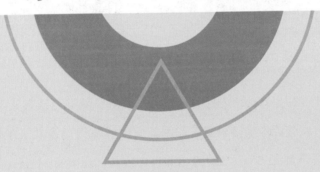

第一章 认识糖尿病

妊娠糖尿病
血糖控制一本通

RENSHEN TANGNIAOBING XUETANG KONGZHI YIBENTONG

糖尿病（diabetes mellitus，DM，简称 diabetes）是一组以高血糖为特征的代谢性疾病，有两个主要成因：胰脏无法生产足够的胰岛素，或细胞对胰岛素不敏感。它的特征是糖尿病患者的血糖长期高于标准值，高血糖会造成俗称"三多一少"的症状：多尿、多饮、多食及体重减轻。了解糖尿病的基础知识能让孕妈妈更好地认识糖尿病，管理血糖。

① 什么是血糖

（1）血糖是什么

糖是我们身体必不可少的营养物质之一。血糖是指血液中的葡萄糖，是机体生命活动所需能量的重要来源。

人们摄入谷物、蔬果等，经过消化系统转化为单糖（如葡萄糖等）进入血液，运送到全身细胞，作为能量的来源，类似我们身体的"能量机"。一旦血糖降低或没有血糖了，全身的重要器官得不到能量供应，就会出现问题。尤其是人类的大脑和神经细胞必须要糖来维持，所以人们在血糖低的时候，会感觉到头昏、无力、注意力无法集中，甚至昏迷等。但是血糖过高也会带来一系列问题。

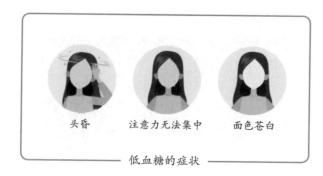

头昏　　　注意力无法集中　　　面色苍白

低血糖的症状

成年人空腹血糖（fasting plasma glucose，FPG）正常值为 3.9 ～ 6.1 mmol/L，餐后 2 小时血糖正常值为 4.4 ～ 7.8 mmol/L。对于妊娠期的准妈妈，血糖控制标准不同，空腹血糖控制标准为 3.3 ～ 5.3 mmol/L，餐后 2 小时血糖控制标准为 4.4 ～ 6.7 mmol/L。

（2）血糖从哪里来

※ 食物的肠道吸收：米、面、薯类、玉米、砂糖（蔗糖）、水果（果糖）、乳类（乳糖）等，经胃肠道的消化作用转化成葡萄糖，再经肠道吸收进入血液成为血糖。

※ 糖原分解（糖原是葡萄糖的储存形式）：储存于肝脏中的肝糖原和储存于肌肉中的肌糖原，分解成葡萄糖进入血液。

※ 糖异生（脂肪和蛋白质经糖异生作用转化成葡萄糖）：饮食中的蛋白质、脂肪分解成氨基酸、乳酸、甘油等，再通过糖异生作用转化成葡萄糖。

（3）血糖去哪里了

※ 氧化转变为能量。

※ 转化为糖原储存于肝脏、肾脏和肌肉中。

※ 转变为脂肪和蛋白质等其他营养成分。

② 什么是尿糖

尿糖是指尿中的糖类，主要是指尿中的葡萄糖。正常人尿糖很少，尿糖检测呈阴性。当血糖过高时，糖较多地从尿中排出，形成尿糖。血糖的高低决定着尿糖的有无。所以对于非孕期人群，一般来说，尿糖可以反映血糖的情况。

表 1-1　血糖值与尿糖的对应关系

血糖值	尿糖
8.9 ～ 11.1 mmol/L	±
11.1 ～ 13.9 mmol/L	+
13.9 ～ 16.7 mmol/L	++
16.7 ～ 19.4 mmol/L	+++
高于 19.4 mmol/L	++++

但是尿糖还受其他很多因素的影响，有时与血糖并不完全一致。就像对于孕期的准妈妈，机体为了清除胎儿和母体代谢所产生的含氮或其他废物，肾功能会发生改变，尿中葡萄糖、氨基酸和水溶性维生素的代谢终产物排出量会增加，其中葡萄糖的尿排出量可增加高达 10 倍以上，尤其是在餐后 15 分钟可出现尿糖，此时尿中葡萄糖排出量的增加与血糖浓度无关。所以，孕妈妈尿中葡萄糖检测结果偏高时，不一定就是患了糖尿病。

少量的糖尿会增加尿路感染的风险，这是妊娠期的准妈妈更容易发生尿路感染的重要原因，孕妈妈需要注意保持卫生和良好的生活、睡眠习惯，增强抵抗力，预防尿路感染的发生。

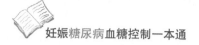
③ 什么是糖化血红蛋白

糖化血红蛋白可以帮助我们全面了解血糖控制情况，它是血液红细胞中的血红蛋白与葡萄糖结合的产物。红细胞的生命周期为 120 天，只有等到红细胞衰亡，血红蛋白与葡萄糖的结合才会终止。临床上检测到的糖化血红蛋白值反映的是人体最近 2～3 个月的血糖平均水平，因此，对糖尿病患者血糖控制情况的评估和并发症风险的预测有更高的参考价值。国际糖尿病联盟建议糖化血红蛋白控制标准为 6.5% 以下。

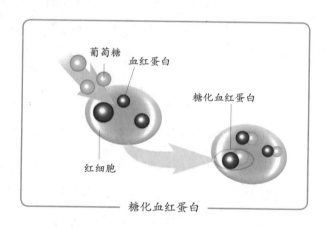

糖化血红蛋白值由非即时的血糖浓度决定，与检测前是否空腹、是否注射胰岛素、是否服用降糖药物等因素无关，并不反映每天血糖的动态变化或低血糖的发生频率。

糖化血红蛋白由 HbA1a、HbA1b、HbA1c 组成，其中 HbA1c 约占 70%，且结构较稳定。所以，临床上常选用 HbA1c 作为糖尿病控制的监测指标。

④ 什么是糖尿病

糖尿病是由遗传和环境因素共同作用而引起的一组以慢性高血糖为特征的代谢性疾病。其典型症状为"三多一少",即多尿、多饮、多食和体重减轻,可伴有皮肤瘙痒。

⑤ 糖尿病的种类

※ 1 型糖尿病(type 1 diabetes mellitus,T1DM):胰岛 β 细胞破坏,导致胰岛素绝对缺乏。又分为免疫介导性和特发性(无自身免疫证据)。

※ 2 型糖尿病(type 2 diabetes mellitus,T2DM):分为以胰岛素抵抗为主伴胰岛素进行性分泌不足和以胰岛素进行性分泌不足为主伴胰岛素抵抗两种。

※ 其他特殊类型糖尿病:病因学相对明确,如胰腺炎、库欣综合征、糖皮质激素、巨细胞病毒感染等引起的一些高血糖状态。

※ 妊娠期糖尿病(gestational diabetes mellitus,GDM):指妊娠期间首次发生或发现的不同程度的糖代谢异常,不包括孕前已诊断的糖尿病患者。包括 A1 型和 A2 型,A1 型指经过营养管理和运动指导可将血糖控制理想者,A2 型指需要加用降糖药物才能将血糖控制理想者。妊娠期糖尿病主要和妊娠期体内激素变化有关,通常是在妊娠中、末期出现,一般只有轻度、无症状性血糖增高。妊娠期糖尿病女性分娩后血糖一般可恢复正常,但未来发生 2 型糖尿病的风险将显著增加,故妊娠期糖尿病女性应在产后 4 ~ 12 周复查血糖,并长期追踪随访。

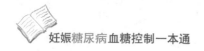

⑥ 什么是妊娠期高血糖

妊娠期糖尿病、孕前糖尿病合并妊娠、糖尿病前期合称妊娠期高血糖。

※ 妊娠期糖尿病：妊娠期间首次发生或发现的不同程度的糖代谢异常，不包括孕前已诊断的糖尿病患者。

※ 孕前糖尿病合并妊娠（pregestational diabetes mellitus，PGDM）：指孕前已诊断的糖尿病患者，根据其糖尿病类型分为 1 型糖尿病合并妊娠、2 型糖尿病合并妊娠。

※ 糖尿病前期：包括空腹血糖受损（impaired fasting glucose，IFG）和糖耐量减低（impaired glucose tolerance，IGT）。

⑦ 妊娠期糖尿病的流行病学

全球妊娠期糖尿病患病率为 6.1 % ～ 15.2 %。妊娠期糖尿病是妊娠期常见的妊娠并发症之一，肥胖和高龄是妊娠期糖尿病的重要高危因素。

随着我国经济发展和居民生活水平提高，居民营养和健康面临新的挑战，如膳食结构不合理、过度进食、身体活动不足等，肥胖人群比例增多。另外，晚婚晚育趋势增加，孕前超重或肥胖以及高龄孕妇不断增加，妊娠期糖尿病的发生率明显升高。

⑧ 妊娠期糖尿病的发病机制

目前，妊娠期糖尿病的发病机制尚不完全清楚。有研究表明，妊娠期糖尿病的发病机制与 2 型糖尿病相似，包括胰岛素抵抗（insulin resistance，IR）和胰岛 β 细胞功能缺陷所致的胰岛素缺乏，其中胰岛素抵抗是最主要的发病机制。

⑨ 什么是胰岛素抵抗

胰岛素抵抗也叫胰岛素敏感性下降，即身体对胰岛素的敏感性下降，胰岛素不能有效地促进周围组织摄取葡萄糖及抑制肝脏葡萄糖输出。此时，如果胰岛能够分泌足够多的胰岛素，血糖仍可以维持至正常水平；反之，如果胰岛功能不足，不能分泌相应的胰岛素以弥补胰岛素抵抗的缺陷，血糖就会增高并逐渐发展为糖尿病。

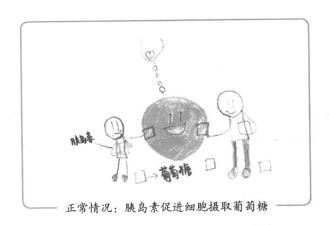

正常情况：胰岛素促进细胞摄取葡萄糖

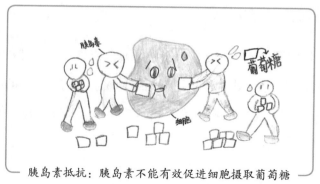

胰岛素抵抗：胰岛素不能有效促进细胞摄取葡萄糖

对于准妈妈们，妊娠中晚期胎盘分泌的激素、细胞因子等具有拮抗胰岛素的作用，胰岛素敏感性较孕前会下降50％～60％，胰岛素糖处理能力下降约50％，同时胰岛素分泌代偿性增加2～2.5倍，以维持正常血糖水平（blood glucose level，BGL），妊娠是一种生理性的胰岛素抵抗状态。

但是，当准妈妈胰岛 β 细胞分泌的胰岛素无法代偿妊娠诱导的胰岛素抵抗，和/或同时出现 β 细胞功能受损时，血糖就会增高并逐渐发展为妊娠期糖尿病。

⑩ 妊娠期糖尿病的危害

妊娠期糖尿病对母婴的影响及其程度取决于糖尿病病情和血糖控制水平。病情较重或血糖控制不良者，对母、儿的影响较大，母婴的近、远期并发症发生率较高。

（1）对孕妈妈的影响

※ 羊水过多：孕晚期，羊水主要来源于胎儿尿液，如果孕妈妈血糖控制不理想，可能导致胎儿尿量增多而引发羊水过多。子宫内过多的羊水会

影响孕妇的正常呼吸。另外，羊水过多也可能导致早产。

※ 妊娠期高血压或子痫前期：糖尿病孕妇容易并发妊娠期高血压，可能与存在严重胰岛素抵抗状态及高胰岛素血症有关，必要时应住院治疗，这样能够随时监测孕妇与胎儿的情况。有些孕妇因为血压过高，需要提前分娩。

※ 泌尿系统感染：未能很好控制血糖的孕妈妈，可能会导致无症状性菌尿。如果感染不能及时发现或得不到及时治疗，可能会扩散到肾脏，最终导致母亲和胎儿严重的不良后果。

※ 远期影响：妊娠期糖尿病孕妇再次妊娠，再发生妊娠期糖尿病的概率升高，分娩后患 2 型糖尿病、心血管系统疾病的风险增加。

（2）对胎儿的影响

妊娠不同时期血糖升高对胎儿影响不同。

※ 孕前、孕早期血糖升高导致畸形、流产等：孕前患有糖尿病的孕妈妈，如果血糖未得到良好控制，将影响胚胎、胎儿的形成、发育，胎儿畸形及流产的风险明显增加，如果将血糖控制在正常或接近正常水平，这种风险将明显降低。妊娠期糖尿病发生在妊娠 24 周以后，且妊娠早期血糖正常，通常不会造成胎儿出生缺陷或畸形，因为多数发育或身体缺陷发生在妊娠早期，特别是妊娠的第 1 ～ 8 周。

※ 中、晚孕期血糖升高导致巨大儿：如果孕妈妈血糖过高，多余的葡萄糖通过胎盘进入胎儿体内，不断刺激胎儿胰岛细胞分泌过多胰岛素，最终导致胎儿高胰岛素血症，胎儿在高血糖、高胰岛素的作用下过度生长发育，出生体重 ≥ 4000 g（称为巨大儿）。巨大儿经阴道分娩，有时会造成产伤，如锁骨骨折、臂丛神经损伤。另外，胎儿过大需要经剖宫产分娩的概率也会增加。

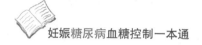

（3）对新生儿的影响

※新生儿低血糖：其原因是母亲的高血糖可以自由通过胎盘屏障，而胰岛素不能通过胎盘屏障，高血糖环境刺激胎儿分泌大量胰岛素，胰岛素是机体内唯一能降低血糖的激素，同时可促进糖原、脂肪、蛋白质合成。胎儿出生之后，母体的血糖来源切断了，体内存在高胰岛素的新生儿就会出现低血糖。所以胎儿出生以后，需要尽早给予喂养，以便一定的葡萄糖进入体内。

※呼吸窘迫综合征：高血糖刺激胎儿胰岛素分泌增加，形成高胰岛素血症，过多的胰岛素分泌会影响肺发育，胎儿肺表面活性物质产生及分泌减少，胎儿肺成熟延迟。如果新生儿早产，更易出现呼吸窘迫综合征，即呼吸困难，且呈进行性加重，得不到及时治疗会最终导致新生儿死亡。如果孕期血糖控制很不理想，即使是足月分娩的新生儿，发生这种疾病的风险也会大大增加。

※新生儿低血钙、低血镁：胎儿出生以后可能会出现手足抽搐或肌肉抽动，首先应排除低血糖，如果血糖正常，可能存在低钙、低镁血症，可以通过补充钙和镁治疗。

※新生儿黄疸：新生儿出生后皮肤微微发黄，这是体内胆红素较高造成的。正常妊娠分娩的新生儿，黄疸一般不会造成严重后果。但妊娠期糖尿病母亲分娩的新生儿，黄疸会更加明显，有时会造成严重后果。

（4）远期影响子代代谢异常、肥胖

妊娠期糖尿病分娩的新生儿，在出生时并不会是糖尿病。若孕妈妈血糖未得到很好控制，导致胎儿是巨大儿，那么孩子童年期及成年期肥胖和 2 型糖尿病的发生风险很高，并且糖尿病的发病年龄提前（大约在 30 岁之前）。

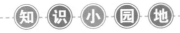

目前研究显示，不同高危因素增加妊娠期糖尿病的发生风险倍数不同：①妊娠期糖尿病的发生风险与孕妇的妊娠年龄呈显著正相关性，孕妇妊娠年龄每增加1岁，孕妇妊娠期糖尿病的发生风险增加7.9%；②孕前体质指数（body mass index，BMI）$\geqslant 25\,kg/m^2$的孕妈妈，妊娠期糖尿病发生率是正常体质指数孕妈妈的3.27倍；③患多囊卵巢综合征的孕妈妈，妊娠期糖尿病发生率是正常孕妈妈的2.33倍；④有糖尿病家族史的孕妈妈，妊娠期糖尿病发生率是正常孕妈妈的2.77倍；⑤有妊娠期糖尿病史的孕妈妈，妊娠期糖尿病发生率是正常孕妈妈的8.42倍；⑥有巨大儿分娩史的孕妈妈，妊娠期糖尿病发生率是正常孕妈妈的4.41倍；⑦患妊娠期高血压的孕妈妈，妊娠期糖尿病发生率是正常孕妈妈的3.20倍；⑧此外，妊娠期体重过度增长，可使妊娠期糖尿病的发生风险增加20%～30%。

⑪ 妊娠期糖尿病的管理策略

妊娠期糖尿病的管理策略，包括医学营养治疗、运动疗法，必要时采取药物治疗。

医学营养治疗：通过合理饮食保证孕妈妈和胎儿的合理营养摄入，使妊娠期糖尿病准妈妈的血糖控制在正常范围，降低母婴并发症的发生率。每日摄入的总能量根据妊娠前体重、妊娠期的体重增长速度、妊娠周期等决定。

运动疗法：适量的运动可以增强胰岛素受体的敏感性，降低妊娠期基础胰岛素抵抗，促进外周组织摄取利用葡萄糖，提高妊娠期糖尿病的血糖

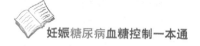

达标率，减少不良母婴结局。多数妊娠期糖尿病孕妇经合理饮食控制和适当的运动治疗，都能将血糖控制在理想范围。

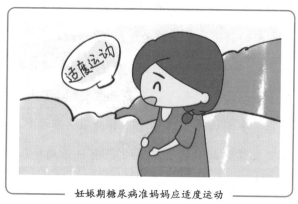

妊娠期糖尿病准妈妈应适度运动

药物治疗：给予合理饮食控制、运动干预1～2周后，若血糖仍不能控制的孕妈妈，首先推荐应用胰岛素控制血糖。目前，口服降糖药物二甲双胍和格列苯脲在妊娠期糖尿病孕妈妈中应用的安全性和有效性不断得到证实，但我国尚缺乏相关证据和研究。在患者知情、同意的基础上，可谨慎用于部分妊娠期糖尿病孕妇。如需应用口服降糖药，更推荐二甲双胍用于孕期。

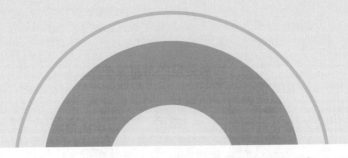

第二章　如何预防妊娠期糖尿病

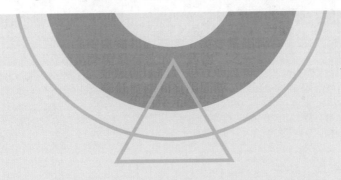

妊娠糖尿病
血糖控制一本通

RENSHEN TANGNIAOBING XUETANG KONGZHI YIBENTONG

妊娠期糖尿病对妊娠结局会造成诸多不良影响，包括近期和远期影响，如羊水过多、早产、分娩巨大儿、孕妈妈分娩后发生 2 型糖尿病的风险增高等，给母婴健康带来威胁与挑战。预防妊娠期糖尿病最有效的措施，首先是保持健康的生活方式，包括低盐、低脂、低糖饮食，注意进行适度的有氧运动，不吸烟、不饮酒等；其次，怀孕前或备孕时定期做体检，特别是针对有糖尿病家族史和（或）肥胖的女性，早期预防或早期发现糖代谢异常并进行早期干预，具有重要的意义和价值。

① 妊娠期糖尿病的高危因素有哪些

※ 肥胖（尤其是重度肥胖）。

※ 一级亲属患有 2 型糖尿病。

※ 冠心病史。

※ 慢性高血压。

※ 高密度脂蛋白＜ 1 mmol /L 和 / 或三酰甘油＞ 2.8 mmol /L。

※ 妊娠期糖尿病史或巨大儿分娩史。

※ 孕早期空腹尿糖反复阳性。

※ 年龄＞ 45 岁。

② 备孕期间应保持健康体重

体重监测和管理要从备孕期开始，每周至少称重一次。身体质量指数，简称体质指数，是国际上常用的衡量人体胖瘦程度以及是否健康的一个标准。计算公式为：BMI= 体重 ÷ 身高 ^{2}。（体重单位：千克；身高单位：米）

表 2-1　身体质量指数分级

等级	BMI 值
低体重	<18.5
正常体重	18.5 ≤ BMI<24
超重	24 ≤ BMI<28
肥胖	BMI ≥ 28

体重在正常范围内（BMI 为 18.5 ～ 23.9 kg/m^2）的妇女最适宜孕育，对于低体重或肥胖的备孕妇女，应通过合理膳食与适度运动将体重逐渐调整至正常范围，并维持相对稳定。

③ 如何做好妊娠期糖尿病的预防

妊娠期糖尿病的预防应从保持良好的生活方式开始，此外，膳食补充剂干预、识别高危因素并尽早干预也是预防妊娠期糖尿病的重要手段。

（1）保持良好的生活方式

预防妊娠期糖尿病，应从日常生活做起，保持良好的生活方式是预防妊娠期糖尿病的有效方式，孕妈妈们可在首次产检时进行营养咨询，和医师共同制订个性化的营养运动管理方案。

※ 关注孕期体重增长：妊娠期间一定要关注自己的体重增长，妊娠期体重增长太多，会增加妊娠期糖尿病的发病风险。

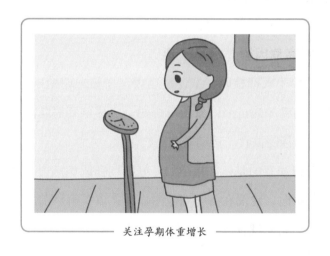

关注孕期体重增长

※ 合理的饮食结构：在妊娠期间要维持健康均衡的饮食结构，选择低脂肪、高纤维素、高蛋白的饮食，备孕期间和孕期需要控制精米、白面等主食的摄入，多选择全谷物的粗杂粮和薯类，尽量少吃或不吃精制糖，主张营养摄入均衡、食物多样化。妊娠期糖尿病相关的不健康饮食模式包括大量食用含糖饮料、油炸食品、动物脂肪、精制谷物、糖果和比萨等。

※ 保持适当运动：数据显示妊娠前规律运动，可使妊娠期患妊娠期糖

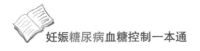

尿病的风险下降 51%。妊娠早期开始每周规律运动，可使超重和肥胖孕妇妊娠期糖尿病的发生风险显著下降，下降幅度可达 46.8%，并可有效控制超重和肥胖孕妇妊娠期体重增长、减轻其妊娠期胰岛素抵抗程度。对于妊娠前 BMI 正常的孕妇，运动也可显著降低妊娠期糖尿病的发生风险。因此，如果在怀孕前有运动的习惯，怀孕之后应该坚持运动习惯并调整运动方式；如果怀孕前没有运动的习惯，怀孕后要适当运动，养成或找到一项能够做的规律运动，如步行、上肢运动等。

※ 足够的、规律的作息时间：要有足够的、规律的作息时间，保持愉悦的心情。

（2）膳食补充剂干预

如补充肌醇、维生素 D 及益生菌。

（3）识别高危因素，尽早干预

孕妈妈在第 1 次产检时，应评估是否存在妊娠期糖尿病的高危因素。对存在患妊娠期糖尿病危险因素的孕妈妈，应尽早到医院向卫生保健人员进行营养咨询，接受饮食、运动等非药物干预。

另外，值得注意的是，如果孕妇有妊娠期糖尿病病史、糖尿病家族史等糖尿病高发倾向，建议在备孕期监测血糖，以了解孕前的血糖情况，排除孕前糖尿病。如果没有以上高危因素，需听从医生的建议，在恰当的孕周进行妊娠期糖尿病筛查。

④ 孕早期空腹血糖 ≥ 5.1mmol/L 是患糖尿病了吗

空腹血糖 ≥ 5.1 mmol /L 是妊娠期糖尿病的诊断标准之一，但孕早期空腹血糖在 5.1 ～ 5.6 mmol /L 并不能诊断为妊娠期糖尿病。

在孕早期及中孕早期，胎儿或者胚胎对于营养物质的需求量逐渐增加，葡萄糖是胎儿能量的主要来源，需要通过胎盘从母体摄取葡萄糖，孕妈妈的空腹血糖将会伴随孕周增加逐渐下降，所以孕早期空腹血糖在 5.1 ～ 5.6 mmol /L 不作为妊娠期糖尿病的诊断标准。但这些孕妈妈是妊娠期糖尿病发生的高危人群，需要引起重视，尽早开始生活方式等干预。

尤其是对于孕前体质指数 ≥ 24 kg /m^2 的超重或肥胖的孕妈妈，需要尽早去营养门诊咨询，开始妊娠期体重管理。

⑤ 孕前超重和肥胖女性如何预防妊娠期糖尿病

孕期膳食结构不合理及能量过剩导致的胰岛素抵抗、胰岛素相对分泌不足是妊娠期糖尿病发病的重要原因。孕前超重或肥胖的孕妇，在妊娠过程中胰岛素抵抗更明显，发生妊娠期糖尿病的风险增加。孕前超重或肥胖的孕妇妊娠 19 周及以上，若空腹血糖 ≥ 5.1 mmol/L，在妊娠 24 周后进行口服葡萄糖耐量试验（oral glucose tolerance test，OGTT）检查，诊断为妊娠期糖尿病患者的概率高达 80 %。

预防妊娠期糖尿病有利于减少母婴不良妊娠结局及远期并发症，阻断不良"代谢记忆"从母代向子代传播。保持良好的生活方式，调整饮食结构，控制能量摄入，同时适当增加身体运动是预防妊娠期糖尿病的首要方法。

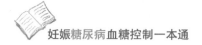

（1）保持合理饮食

饮食管理可以通过调整摄入的总热量来限制体重增加，合理的热量限制对提高胰岛素敏感性也有重要作用，单纯饮食管理是降低超重或肥胖孕妇妊娠期糖尿病患病风险的有效措施。

营养师是如何制定孕妈妈个体化营养方案的呢？首先，营养师会根据孕妈妈的身高、身体质量及体力劳动强度，计算非孕期每日所需的能量。其次，根据《中国居民膳食营养素参考摄入量》增加孕期每日额外需要的能量。再次，在保证能量的同时保证均衡的营养，分别计算全日食谱中的主、副食如谷类、肉类、蛋类、乳类、豆类、蔬菜、油脂等食物的摄入量。最后，根据孕妈妈对饮食的喜好，使用食物交换份法制定菜谱，孕妈妈可以相对自由地选择自己喜爱的食物。

孕前超重或肥胖的孕妇是患妊娠期糖尿病的高危因素。因此，为了生育一个健康的宝宝，需要做好体重管理。如果备孕期为超重或肥胖体质，就需要尽早采取有效措施，在日常饮食中加以控制，避免暴饮暴食，尽量避免甜食、烤焦食物，减少高脂肪食物的摄入，并保持运动和良好的排便习惯。

表 2-2　超重或肥胖备孕女性的减肥饮食清单

推荐的食物	生的食物：绿叶蔬菜、含糖量低的水果、生鱼片等 酸的食物：醋拌菜、柠檬、橘子、酸梅等 主食类：全谷物的粗杂粮应占到三分之一，适当摄入薯类 其他食物：海藻类、木耳等
尽量避免吃的食物	甜食：砂糖、点心类、含糖饮料 烤焦食物：烤焦的锅巴、吐司、烤肉等 高盐饮食：火腿、香肠等
少吃的食物	高脂肪食物：肥肉、奶油、油炸类食物等

（2）维持规律适量的运动

适量的运动可以增强胰岛素受体的敏感性、降低胰岛素抵抗，促进机体细胞吸收葡萄糖，加速葡萄糖向细胞内转运，从而降低血糖。

在医学监督下，妊娠前和妊娠期的规律运动是预防孕妇，尤其是孕前超重和肥胖孕妇患妊娠期糖尿病的有效措施。孕期运动可以是全身耐力锻炼，也可以是局部阻力锻炼。耐力锻炼即有氧运动，是身体大块肌肉呈节律性运动，持续时间较长，一般为约 30 分钟或以上的中低强度（最大心率值的 60%～80%）的运动，如散步、快走、慢跑、游泳、孕期体操或瑜伽等。局部阻力锻炼则以上肢运动为主。

※ 散步、快走、慢跑：这些运动形式简单，对锻炼的场地要求不高，也无须借助器械，均是适宜孕期进行的运动形式。散步和爬楼梯是孕妇运动最常见的形式。尤其是散步，运动形式简单，不受场地的限制，随时随地都可以进行，只要身体允许。当然，最好选择户外散步。

※ 水中运动：在国外开展较多，国内开展较少。主要包括游泳、水中体操、水中行走、滑水等。水中运动的好处在于能够减轻支持妊娠子宫的腰肌和背肌的负担，减少胎儿对直肠的压迫。另外，水的传热性比空气大，在水中活动比在陆地上活动消耗能量多；水中体位的变化，能使关节、韧带、肌肉得到充分的伸展、锻炼，有利于顺产。

※ 孕期体操和瑜伽：是依据孕期身体变化而编排的一种运动疗法，妊

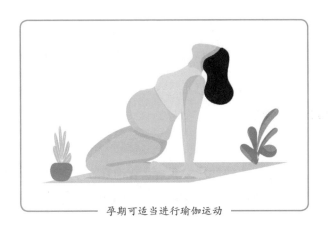

孕期可适当进行瑜伽运动

娠的不同时期有不同的动作，目的在于锻炼孕妇全身不同的肌群，消耗体内多余热量，防止脂肪蓄积，促进自然分娩，是一种非常适合孕期进行的运动方式。需要注意的是，孕期体操和瑜伽均需要专业人员指导，经过一段时间的练习才能掌握。

※ 上肢运动：不会产生宫缩，是比较安全且容易被接受的运动方式。如使用上肢功率计及家庭运动方案（让孕妇坐在坚固的椅子上，手持 2 磅哑铃或饮料瓶内装水或沙到 2 磅，先交替上举，左右各举 10 次，然后双手同时上举 10 次，重复，持续 20 分钟）治疗 22 ～ 34 孕周饮食控制不佳的妊娠期血糖异常孕妈妈，经过 3 ～ 9 周的运动治疗，结果发现运动组孕妇在没有使用胰岛素的情况下，空腹、餐后 1 小时、餐后 2 小时的血糖明显降低，较运动前下降 2.0 ～ 3.5 mmol/L，达到控制范围，总有效率达 80%。

超重或肥胖孕妈妈，在无运动禁忌证的情况下，应根据自身状况制订个体化的运动方案后，尽早开始中等强度的运动。

（3）联合的生活方式管理

对于孕前超重或肥胖女性，合理、个性化的饮食管理联合运动管理，可以有效降低妊娠期糖尿病的发病率，还可防止孕妈妈孕期体重过度增加。

另外，建议准妈妈填写孕期饮食运动日记，一般包括体质量、饮食和运动等内容，饮食日记内容包括摄入食物名称和量，运动日记内容包括运动形式、持续时间、强度等，它可以让医师更加精准地了解孕妈妈在家里的饮食、运动等生活习惯。

（4）膳食补充剂

※ 肌醇

肌醇是一种天然存在的环状多元醇，普遍存在于谷物、豆类和肉类中，也可在肝脏中合成。肌醇作为一种细胞内的胰岛素信号调节因子，介导葡萄糖的摄取，具有增加胰岛素敏感性的作用，被认为是一种新兴的妊娠期糖尿病干预剂，肌醇对母婴的安全性也较高。

对于超重或肥胖孕妇，补充肌醇是预防妊娠期糖尿病的一种经济有效的方法。

对于存在其他妊娠期糖尿病高危因素（如糖尿病家族史、孕早期空腹血糖 > 5.1 mmol/L、合并多囊卵巢综合征等）的女性，补充肌醇也可以明显降低其妊娠期糖尿病的发生率。

另外，肌醇在胎儿神经管发育的过程中也发挥着重要作用，补充肌醇对预防胎儿神经管缺陷也有潜在的益处。

※ 益生菌

益生菌是指使用最佳剂量时对宿主健康有益的活性微生物，包括乳酸杆菌、双歧杆菌、嗜酸乳杆菌等。益生菌可以通过改善肠道的通透性、减少促炎细胞因子分泌、调节肠道菌群，进而改善胰岛素抵抗。

对于正常体重的孕妈妈，妊娠期使用益生菌可明显降低妊娠期糖尿病的发生率。然而，对于超重或肥胖孕妈妈，目前的研究暂未发现补充益生菌可以降低妊娠期糖尿病的发生风险。

※ 维生素 D

维生素 D 是一种脂溶性维生素，可促进钙、磷吸收及新骨的生成，主要来源于皮肤经紫外线照射合成（维生素 D_3），也可从海鱼、动物肝脏、蛋黄等食物中获取（维生素 D_2 和维生素 D_3）。近年来，维生素 D 因具有预防妊娠期糖尿病的潜力而受到大众的关注。维生素 D 可直接作用于胰岛 β 细胞上的胰岛素受体，刺激胰岛素分泌，调节血糖平衡。

孕妈妈普遍缺乏维生素 D，尤其是超重或肥胖的孕妈妈。低水平的维生素 D 使妊娠期糖尿病的发病风险增加近 1 倍。对于正常体重的孕妇，补

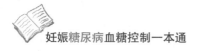

充维生素 D 对妊娠期糖尿病的预防和血糖控制具有明显的效果。而在超重或肥胖的孕妈妈中，尽管没有足够的证据支持补充维生素 D 对妊娠期糖尿病具有预防作用，但孕期补充维生素 D 对母婴的安全性好，且有利于钙的吸收，所以，仍建议补充维生素 D。

（5）药物

二甲双胍是一种胰岛素增敏剂，通常用于治疗 2 型糖尿病和多囊卵巢综合征，近年来也用于妊娠期糖尿病的治疗。理论上，二甲双胍可以预防妊娠期糖尿病，但目前相关的研究结果表明，对于肥胖孕妇，二甲双胍可能无法降低妊娠期糖尿病的风险。此外，由于二甲双胍可以通过胎盘屏障，对胎儿的远期安全性尚不明确。因此，建议超重或肥胖女性首选合适的生活方式和膳食补充剂来预防妊娠期糖尿病的发生。

孕前超重或肥胖女性如何预防妊娠期糖尿病？总的来说，包括以下几点：

※ 强化的、医学监督下的运动管理、饮食与运动联合管理、补充肌醇是预防妊娠期糖尿病的有效措施，单纯饮食干预对预防妊娠期糖尿病有一定益处。

※ 目前尚没有足够的证据证明，补充维生素 D 对妊娠期糖尿病具有明确的预防作用。

※ 对于正常体重女性，补充益生菌和服用二甲双胍对预防妊娠期糖尿病有效，但在超重或肥胖女性中，补充益生菌似乎无法预防妊娠期糖尿病，可能与益生菌胶囊中微生物数量不足有关。

※ 对于肥胖女性，服用二甲双胍未能降低妊娠期糖尿病的发生风险。

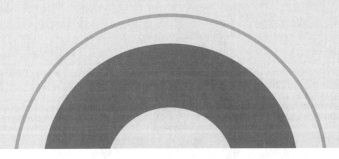

第三章 妊娠期糖尿病的诊断

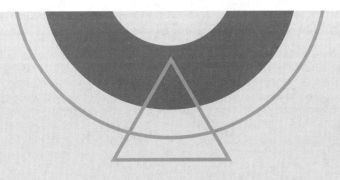

妊娠糖尿病
血糖控制一本通

RENSHEN TANGNIAOBING XUETANG KONGZHI YIBENTONG

妊娠期糖尿病是妊娠期所发生的疾病。一般在妊娠 24～28 周时，孕妈妈到医院口服葡萄糖进行糖耐量测试和诊断，不包括妊娠以前就有糖尿病或者孕早期发现糖耐量异常的人群。

① 妊娠期糖尿病的筛查和诊断时机

高危人群：首次产检时（妊娠早期），筛查并诊断孕前糖尿病合并妊娠以及糖尿病前期，诊断标准同非妊娠期。

普通人群：妊娠 24～28 周，筛查并诊断妊娠期糖尿病或孕前糖尿病合并妊娠。若首次产前检查在妊娠 28 周以后，建议直接行 OGTT 检查。具有妊娠期糖尿病高危因素的孕妈妈，如果首次 OGTT 检查结果正常，必要时可在妊娠晚期重复行 OGTT 检查。

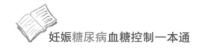

② 妊娠期糖尿病前期的诊断

糖尿病前期包括空腹血糖受损和糖耐量减低。

※ 如果妊娠早期首次产检筛查空腹血糖 5.6 ～ 6.9 mmol/L，可诊断为妊娠合并空腹血糖受损。

※ 如果妊娠早期首次产检时筛查空腹血糖在 5.1 ～ 5.6 mmol /L 范围，不作为妊娠期糖尿病的诊断依据，建议在妊娠 24 ～ 28 周直接行 OGTT 检查，也可以复查空腹血糖，空腹血糖 ≥ 5.1 mmol/L 可诊断为妊娠期糖尿病；空腹血糖 < 5.1 mmol/L 时，则行 75 g OGTT 检查并诊断。

值得注意的是：如果妊娠早期首次产检，筛查的空腹血糖 ≥ 7.0 mmol/L，应诊断为孕前糖尿病合并妊娠。

③ 妊娠期糖尿病的诊断

孕妈妈在妊娠 24 ～ 28 周，进行 75 g 口服葡萄糖耐量检查，符合以下任何 1 项或 1 项以上标准，诊断为妊娠期糖尿病：

（1）空腹静脉血糖值（FPG）≥ 5.1 mmol /L。

（2）服糖后 1 小时 ≥ 10.0 mmol /L。

（3）服糖后 2 小时血糖值 ≥ 8.5 mmol /L。

由于妊娠期糖尿病对于母婴近、远期均存在不良的影响，若首次产前检查在妊娠 28 周以后，建议直接行口服葡萄糖耐量检查，以尽早诊断，尽早进行生活方式干预，必要时加用胰岛素治疗。首次产前检查需排查糖尿病的高危因素，具有妊娠期糖尿病高危因素的孕妇，首次口服葡萄糖耐量检查结果正常者，必要时可在孕晚期重复行口服葡萄糖耐量检查。

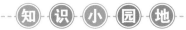

妊娠期糖尿病的筛查：建议首次产前检查的所有孕妇进行空腹血糖筛查，以发现孕前存在的糖尿病。

❹ 口服葡萄糖耐量试验的注意事项

口服葡萄糖耐量试验一般在 24 ～ 28 周做，检查流程如下：

先空腹抽一次静脉血。然后，5 分钟内喝完含 75 g 葡萄糖（无水葡萄糖粉）的糖水 300 mL。之后，分别在服糖后 1 小时、2 小时抽静脉血（从开始饮用葡萄糖水计算时间），测定 3 次的血浆葡萄糖水平。

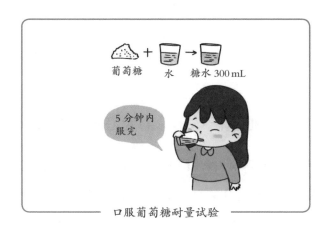

口服葡萄糖耐量试验

注意事项包括：

（1）进行口服葡萄糖耐量试验当天需空腹，禁食 8 ～ 10 小时。准妈

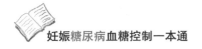

妈妈们需要注意的是，应于清晨9点前抽取空腹血，时间较晚可能影响检验结果。另外，口服葡萄糖耐量试验前一晚，应避免空腹时间过长而导致的清晨反应性高血糖，从而影响诊断。

（2）检查前连续3天正常饮食、正常体力活动，即每日进食碳水化合物不少于150g。如果担心自己血糖高，最好检查前几天少吃甜食及含糖高的水果。

（3）检查期间需禁水、禁食，不可以剧烈运动，需静坐、禁烟，以免检查结果不准确。

（4）抽血处一般会提供冲泡糖水的杯子和开水。

（5）糖水很甜，不需要一口喝完，准妈妈们可以一口一口地、慢慢地在5分钟之内喝完。如果觉得胃不舒服，就适当休息一下，以免因喝得太急导致呕吐，糖水被吐出，就需要另外约时间重新进行检查。

（6）口服葡萄糖耐量试验当天，如果产检项目还包括尿糖检测，喝了糖水后，尿糖可能会超标。那么，最好是抽完空腹血后，先做尿检，再喝糖水。

⑤ 什么情况下，血糖高但不诊断为妊娠期糖尿病

妊娠期糖尿病指妊娠期发生的糖代谢异常，如果怀孕前没有确诊、怀孕期间发现血糖升高且升高的程度已经达到以下任何一项标准时，应诊断为孕前糖尿病合并妊娠，而不是妊娠期糖尿病：

（1）空腹血糖 ≥ 7.0 mmol/L（空腹8个小时以上，但不适宜空腹过久）。

（2）伴有典型的高血糖或高血糖危象症状，同时任何一次血糖 ≥ 11.1 mmol/L。

（3）糖化血红蛋白（HbA1c）≥ 6.5%。

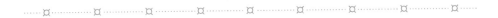

⑥ 糖妈妈的血糖控制目标

妊娠糖尿病孕妈妈（GDM 或 PGDM）在妊娠期的血糖控制目标见表 3-1。

表 3-1　糖妈妈妊娠期的血糖控制目标

空腹及餐前 30 分钟血糖	餐后血糖	糖化血红蛋白（HbA1c）
3.3 ~ 5.3 mmol/L（夜间血糖不低于 3.3 mmol/L）	餐后 1 小时：< 7.8 mmol/L 或餐后 2 小时：< 6.7 mmol/L	宜 < 5.5%

值得注意的是，孕前糖尿病合并妊娠的孕妈妈，在妊娠早期的血糖控制勿过于严格，以防发生低血糖，具体应尽早咨询医生。无论是妊娠期糖尿病，还是孕前糖尿病合并妊娠，经过饮食营养和运动管理后，妊娠期血糖仍达不到以上标准时，应及时加用胰岛素或口服降糖药物治疗，实行进一步血糖控制。

⑦ 糖化血红蛋白的监测原因与频率

糖化血红蛋白（HbA1c）水平反映了近 2 ~ 3 个月的血糖平均水平，能反应糖尿病孕妈妈的血糖控制情况，对并发症风险具有一定的预测作用。糖化血红蛋白的监测频率：

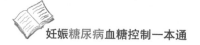

　　※ 用于妊娠期糖尿病的首次评估与筛查。

　　※ 对于需要加用降糖药物才能将血糖控制理想的孕妈妈（A2 型），每 2～3 个月监测 1 次。

　　※ 对于孕前糖尿病合并妊娠的孕妈妈，在妊娠早、中、晚期至少各监测 1 次糖化血红蛋白水平。

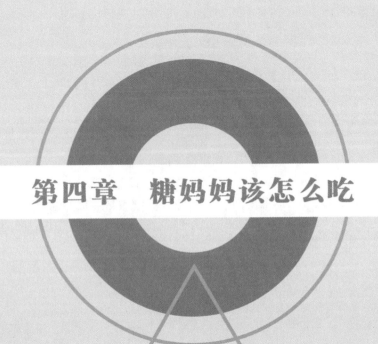

第四章　糖妈妈该怎么吃

妊娠糖尿病
血糖控制一本通

RENSHEN TANGNIAOBING XUETANG KONGZHI YIBENTONG

健康教育、医学营养管理、适当运动、合理的药物治疗以及血糖自我监测为妊娠期糖尿病治疗的"五驾马车"。对于妊娠期糖尿病的准妈妈来说，要控制怀孕期间的血糖，首先便是从食物着手。孕妈妈需要学习食物交换份、升糖指数（glycemic index，GI）等糖尿病基础知识，这些知识对于在饮食上进行妊娠期糖尿病管理有着十分重要的作用。

另外，"生命早期1000天"指从女性怀孕的胎儿期（十月怀胎280天），到宝宝出生之后的两岁（720天），这被世界卫生组织定义为一个人生长发育的"机遇窗口期"，不仅能影响婴儿时期的体格发育和脑发育，也关系到孩子成人后的健康。妊娠期是一个人"机遇窗口期"的第一个阶段，孕期妈妈的营养状况对母婴近期和远期健康至关重要。

① 营养管理对糖妈妈的重要性

研究人类疾病起源的都哈理论表明，成年后的健康状况与其在胎儿期的营养摄入密切相关。生命早期均衡的营养有助于降低孩子成年后罹患肥

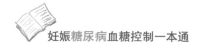
胖、糖尿病、心血管疾病等慢性疾病的风险。从宝宝在妈妈子宫内孕育的那一刻起，孕妈妈的营养状况就将影响胎儿一生的健康状况。

根据调查数据显示，妊娠期糖尿病妈妈接受规范的饮食管理后，结合运动可以显著降低其使用胰岛素治疗的概率，即使需要使用胰岛素治疗，治疗的起始时间也会明显延迟，胰岛素使用的药物剂量也会明显减少。妊娠期糖尿病的准妈妈，进行科学的营养管理，不仅能维持理想的血糖水平，保障妊娠期适宜的体重增长，还有助于降低分娩巨大儿及宝宝远期肥胖、糖尿病等的发生风险，可以为胎儿一生的健康打下良好的基础。

② 营养管理的原则

※ 控制总能量，保障孕妇、胎儿体重正常增长。

※ 餐次安排：少量多餐，睡前加餐，有利于控制血糖、防止夜间低血糖。

※ 营养均衡、合理的饮食结构：控制合理的碳水化合物、蛋白质和脂肪比例，保证充足的维生素和矿物质，增加富含不饱和脂肪酸、优质蛋白质食物；减少进食过量含单糖、双糖较高的食物，防止血糖迅速升高；膳食纤维丰富，有利于控制血糖，减少或改善便秘。

※ 饮食清淡，低脂少油、少盐。

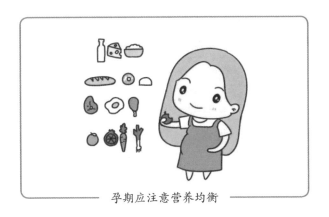

孕期应注意营养均衡

③ 科学设定增重目标

孕期适宜的体重增长，有利于保证母婴的营养并获得良好的妊娠结局。妊娠期糖尿病的准妈妈应根据孕前 BMI 来科学制定妊娠期的增重目标。平均而言，孕期总增重约 12 kg 比较适宜，其中孕早期增重不超过 2 kg，孕中、晚期每周增重约 350 g。

推荐我国孕前体重正常妇女孕期增重 8～14 kg；孕前体重较轻的妇女孕期增重可稍多，推荐增重 11～16 kg；孕前超重/肥胖者孕期增重应减少，推荐超重者增重 7～11 kg，肥胖者增重 5～9 kg。孕前不同 BMI 妇女孕期推荐妊娠期增重目标和增重速率见下表。

表 4-1　我国孕前不同 BMI 妇女的推荐妊娠期增重目标

妊娠前 BMI 分类 （kg/m²）	总增长范围 （kg）	妊娠早期增长 （kg）	妊娠中晚期每周体重增长 [kg，中位数（范围）]
低体重 BMI < 18.5	11.0～16.0	≤ 2.0	0.46（0.37～0.56）
正常体重 18.5 ≤ BMI < 24	8.0～14.0	≤ 2.0	0.37（0.26～0.48）
超重 24 ≤ BMI < 28	7.0～11.0	≤ 2.0	0.30（0.22～0.37）
肥胖 BMI ≥ 28	5.0～9.0	≤ 2.0	0.22（0.15～0.30）

应该注意的是，除了使用校正准确的体重秤，还要每次在固定的时间称重，如晨起空腹时。另外，称重前排空大、小便，脱鞋，仅穿单衣，以保证测量数据的准确性和监测结果的有效性。

体重增长过多者，应在保证营养素供应的同时控制总能量摄入，增加身体活动；体重增长不足者，应适当增加食物量，并注意各类食物的合理搭配。

④ 不同妊娠时期需摄入的总能量

妊娠期高血糖孕妇应控制每日总能量摄入，但也应避免限制过度。

※ 妊娠早期：不低于 1600 kcal/d（1 kcal=4.184 kJ）。

※ 妊娠中晚期：1800～2200 kcal/d 为宜。

※ 伴孕前肥胖者：应适当减少能量摄入，但妊娠早期不低于 1600 kcal/d，妊娠中晚期适当增加。

表 4-2 妊娠期高血糖孕妇每日各类食物的推荐摄入量 [kcal/份]

食物种类	推荐每日能量摄入总量及食物交换份			
	1600 kcal	1800 kcal	2000 kcal	2200 kcal
谷薯类	800（9）	900（10）	920（10）	1000（11）
蔬菜类	90（1）	90（1）	140（1.5）	200（2）
水果类	90（1）	90（1）	90（1）	100（1）
奶制品	180（2）	270（3）	270（3）	270（3）
肉蛋豆类	270（3）	270（3）	360（4）	360（4）
油、坚果类	170（2）	180（2）	220（2.5）	270（3）
合计	1600（18）	1800（20）	2000（22）	2200（24）

注：每份能提供约 90 kcal 的能量。

营养管理条件允许的情况下，糖尿病准妈妈应向卫生保健人员进行营养咨询，营养师会在评估后制定个体化的饮食方案，实现科学管理营养，医生会告诉准妈妈每日需摄入的总能量和如何保持丰富的食物种类。

⑤ 一日三餐该怎么吃

一日吃几餐：建议每天 5～6 次进餐，少量多餐有助于稳定控制血糖，减少餐后高血糖及餐前低血糖。

餐次安排：3 次正餐和 2～3 次加餐，定时定量。

全天热量分配：早、中、晚三餐的能量应分别控制在每日摄入总能量的 10%～15%、30%、30%，每次加餐的能量可以占 5%～10%

早餐：10%～15%　　　加餐：5%～10%（9:00—10:00）

中餐：30%　　　　　　加餐：5%～10%（14:00—15:00）

晚餐：30%　　　　　　加餐：5%～10%（睡前 30 分钟—1 小时）

睡前加餐可有效预防夜间低血糖的发生，如喝 1 杯牛奶、吃 1 份水果和几片饼干，以保持夜间正常的血糖范围。因为夜间低血糖会刺激体内升高血糖的激素强烈作用，以致清晨易发生空腹及早餐后高血糖。

营养管理条件允许的情况下，建议咨询营养师，根据孕周、孕前 BMI、妊娠期体重增长速度、目前血糖情况等，和营养师共同制订个体化、合理的膳食方案。

41

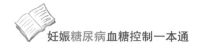

⑥ 全天饮食如何搭配

（1）整体搭配原则

※ 每天食物种类至少 12 种。

※ 餐餐有蔬菜，天天有水果。

※ 蔬菜中 2/3 是绿叶及红、黄色等深色蔬菜。

※ 每天要吃奶制品。

※ 每天吃点豆制品。

※ 最好吃点菌藻类。

（2）正餐搭配原则

※ 正餐要有碳水化合物＋蛋白质＋膳食纤维，如主食（杂粮）＋肉蛋、豆制品类＋蔬菜类。

※ 主食中有杂粮。

※ 蔬菜中 2/3 是绿叶及红、黄色等深色蔬菜。

⑦ 一起来认识各类营养素

（1）碳水化合物

碳水化合物即糖类物质，是人体能量的最主要来源，每天碳水化合物的摄入量占总热量的 50％～60％ 为宜。碳水化合物能为身体提供热能，提供机体维持正常的生理活动、生长发育和体力活动所需的能量，尤其是维持心脏和神经系统的正常活动，同时它也是构成细胞和组织的重要成分，参与某些营养素的正常代谢过程。

糖的种类分为单糖、双糖、多糖。单糖和双糖的吸收更快，容易使孕妈妈的血糖快速升高。对于妊娠糖尿病准妈妈，精致甜点、蜂蜜、巧克力等含有丰富单糖、双糖的食物应尽量避免。

表4-3　糖的种类及特点

分类	单糖	双糖	多糖
说明	1. 构成最简单，无法被分解 2. 吸收快，易影响血糖	1. 由两个分子的单糖脱去一分子水而得 2. 性质与单糖相近，对血糖的影响较大	1. 由许多单糖脱去水分子结合而成 2. 除膳食纤维外，其余经消化分解后仍会影响血糖，要留意摄取量
代表	葡萄糖、果糖	蔗糖、麦芽糖、乳糖	淀粉、纤维素、肝糖原、肌糖原
来源	水果、精致甜点	水果、牛奶、加工食品	五谷杂粮、蔬菜、水果

（2）蛋白质

蛋白质是一切生命的物质基础，是机体细胞的重要组成部分，是人体组织更新和修补的主要原料。孕妈妈子宫、胎盘、乳腺组织变化，血液量的增加及每日活动的能量消耗，都需要大量蛋白质来维持。蛋白质是胎儿大脑细胞分裂的源动力，也是构成胎儿内脏、肌肉、皮肤、血液等组织的主要成分。孕期每天蛋白质的摄入量占总热量的20%～25%为宜。每日蛋白质摄入量不应低于70 g。

食物中的蛋白质经过肠胃道消化，分解成氨基酸后被人体吸收利用，人体对蛋白质的需要实际就是对氨基酸的需要。优质蛋白质指食物中含有的氨基酸模式接近于人体蛋白质组成的蛋白质，容易被人体吸收利用。常见的富含优质蛋白质的食物有鱼、瘦肉、牛奶、蛋类、豆类及豆制品。动物蛋白质中鱼类蛋白质最好，植物蛋白质中大豆蛋白质最好，均是孕妈妈非常好的蛋白质来源。

孕妈妈蛋白质摄取不足时，会出现子宫、胎盘、乳腺组织变化缓慢，容易出现疲劳、抵抗力下降等状况，尤其是孕后期，会因血浆蛋白降低而

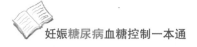

出现浮肿。并且会导致宝宝生长缓慢、出生后体重过轻，甚至智力低下等。妊娠糖尿病妈妈蛋白质的选择以牛奶及奶制品、禽蛋、鱼等含优质蛋白质的动物性蛋白为主。

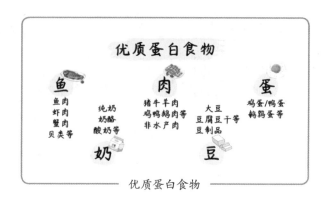

优质蛋白食物

（3）脂肪

脂肪是由甘油和脂肪酸组成的甘油三酯，是促进人体生长发育和维持身体机能的重要物质。怀孕过程中孕妈妈必须摄入足够的脂肪，才有力气维持自身的新陈代谢及日常活动，并为胎儿的生长、分娩及产褥期的身体消耗做必要的能量储备。

胎儿大脑和身体其他部位的生长发育都需要脂肪酸，尤其是胎儿的大脑，50％～60％由各种必需的脂肪酸构成，在怀孕6个月以后，宝宝的大脑迅速增重，要达到以前的4～5倍，因此补充足量的脂肪酸就尤为重要。孕期每天脂肪酸的摄入量应占总热量的20％～30％为宜。

脂肪的来源分为两种：

※ 动物性来源：动物体内贮存的脂肪，如猪油、牛油、羊油、鱼油、骨髓、肥肉、鱼肝油等；动物乳中的脂肪，如奶油等。

※ 植物性来源：植物性脂肪来源主要是从植物中的果实内提取，如芝麻、葵花籽、花生、菜籽、核桃、松子、黄豆等。

妊娠糖尿病妈妈烹调用油以植物油为主，少吃煎炸食品及肉皮、肥肉等食物。

（4）膳食纤维

膳食纤维是一种不能产生能量的多糖，它不能被胃肠道消化吸收。膳食纤维能够刺激消化液分泌，加速肠道蠕动，帮助肠道内的代谢物排出，缩短食物在肠道内通过的时间。膳食纤维在体内可以吸水膨胀，使粪便变得松软，容易排出，减轻和预防孕期便秘，还能降低胆固醇水平，减少胆石症的发生。

膳食纤维被营养学界补充认定为第七类营养素，和传统的六类营养素——蛋白质、脂肪、碳水化合物、维生素、矿物质与水并列。中国营养学会建议孕期每日摄入的膳食纤维量为 25 ～ 30 g。

可溶性膳食纤维来源于果胶、藻胶、魔芋等。不可溶性膳食纤维最佳来源是全谷类粮食，包括麦麸、麦片、全麦粉、糙米、燕麦等，以及豆类、蔬菜和水果等。其中，水果中的果胶，海带、紫菜中的藻胶，某些豆类中的胍胶和魔芋粉等具有控制餐后血糖上升程度、改善葡萄糖耐量和降低血胆固醇的作用。不可溶性膳食纤维可促进胃肠道蠕动，加快食物通过胃肠道的速度，减少吸收，在大肠中吸收水分软化大便，可以起到防治妊娠期便秘的作用。

妊娠糖尿病妈妈尽量选择膳食纤维含量较高的主食，如用糙米或五谷饭取代白米饭，用全谷类面包取代馒头、花卷等。

（5）各种维生素

人体的生长发育和健康的维持需要充足的维生素，维生素分为水溶性维生素和脂溶性维生素两类。

※ 水溶性维生素：主要包括 B 族维生素、维生素 C、叶酸。

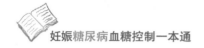

维生素 B_6

B 族维生素包括维生素 B_1、维生素 B_2、维生素 B_6、维生素 B_{12} 等，维生素 B_6 是所有 B 族维生素中最重要的一种，它在蛋白质、脂质和碳水化合物代谢中发挥着关键作用，也是制造抗体和红细胞的必要物质，参与免疫反应并维持免疫系统的正常功能。维生素 B_6 能调节中枢神经系统，有助于孕妈妈稳定孕期情绪，对孕早期由于早孕反应可能会出现的呕吐、恶心以及胃肠道反应，也有特殊的治疗效果。

维生素 C

维生素 C 较为常见，主要在蔬菜、水果中含量较高，又称抗坏血酸，是人体必需营养素。它的主要功效是抗氧化，增强身体抵抗力，可防治普通感冒；还能促进伤口愈合，加速产后恢复；可促进胰岛素分泌，提高组织对胰岛素的敏感岛素性，增强胰岛素的作用，调节糖代谢，稳定血糖。

维生素 C 还有助于铁的吸收，对孕妈妈预防缺铁性贫血有益。对胎儿来说，维生素 C 不但能促进胎儿正常发育，提高胎儿的智力，还能让宝宝拥有细腻白嫩的肌肤。

叶酸

叶酸是一种水溶性维生素，是人体细胞生长和造血过程中所必需的营养物质。最初是从菠菜叶中提取的，所以称为叶酸。食物中的叶酸进入人体后转变为四氢叶酸，在体内发挥重要的生理作用。它的最重要功能就是制造红细胞和白细胞，增强免疫力。

叶酸是孕期最关键的营养，与胎儿神经发育关系密切，缺乏叶酸将增加胎儿神经管畸形的发生风险。建议女性在备孕期间就开始补充叶酸。

需要提醒的是，以下三类备孕女性，特别需要补充叶酸:大龄孕妇（年龄超过 35 岁）、既往有孕育畸形儿的女性、经常吃不到绿叶蔬菜及柑橘的山区或高原地区的女性。

※ 脂溶性维生素：主要包括维生素 A、维生素 D、维生素 E、维生素 K。

顾名思义，脂溶性维生素是不溶于水而溶于脂肪的维生素。脂溶性维生素能在体内储存，如果缺乏会影响胎儿、婴幼儿、儿童的生长发育，也会增加孕妇妊娠并发症风险，如果摄入量过多又会有中毒的风险。

维生素 A

维生素 A 又被称为眼睛的维生素，与感受光线明暗强度的视紫红素的形成有着密切关系，并对肌肤、头发、鼻子、嘴、骨骼、牙齿有保护作用。维生素 A 还能促进孕妈妈产后乳汁分泌，有助于甲状腺功能的调节。

维生素 D

维生素 D 是类固醇的衍生物，主要作用是调节钙、磷代谢，促进肠内钙、磷吸收和骨质钙化，维持血钙和血磷的平衡，具有抗佝偻病的功效，能有效预防骨质疏松的发生。妊娠糖尿病妈妈宜通过每天出去晒太阳或根据医生建议口服来补充维生素 D，孕期补充维生素 D 对母婴的安全性好，且有利于钙的吸收。

维生素 E

维生素 E 与生育方面相关，同时也有抗氧化、抗衰老的作用。

维生素 K

维生素 K 主要与凝血功能有关，它通过控制凝血来调节血液稳态，缺乏维生素 K 会导致出血，最常见于婴儿。维生素 K 中毒较为罕见。

（6）各类矿物质

钙

钙是人体内含量最多的矿物质元素。99％的钙存在于骨骼和牙齿中，

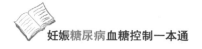

发挥促进骨骼和牙齿生长发育，维持其形态与硬度的作用。1％的钙存在于人体的血液和软组织细胞中，发挥调节生理功能的作用。

钙离子对人体内分泌腺激素的分泌起着决定性作用。而且能够传达"分泌胰岛素"的信息——血糖升高时，钙将"身体需要胰岛素调节"的信息传给胰岛，促使胰岛素分泌，来平衡血糖，防止血糖过高。人体缺乏钙会导致胰岛素分泌异常，从而引起血糖升高。

铁

铁是组成血红蛋白的原料，血红蛋白参与氧气的运输和存储，铁是为机体组织和细胞输送氧气的工具，同时，铁也是制造红细胞的主要材料。对于准妈妈而言，体内充足的铁储备，不仅可以预防和治疗因缺铁引起的贫血，使皮肤拥有良好的血色，还能为胎儿的发育输送养分，增加机体对疾病的抵抗力，促进 B 族维生素代谢。推荐孕早期每天摄入 20 mg，孕中期每天摄入 24 mg，孕晚期每天摄入 29 mg。医生会根据准妈妈的体内铁含量指标，推荐合适的铁剂。

口服铁剂常见不良反应有恶心、呕吐、胃部不适、轻度腹泻、排黑便等胃肠道反应。为预防或减轻胃肠道反应，建议孕妈妈饭后或餐中服用，反应过于强烈者宜减少剂量或从小剂量开始。

另外，铁剂应避免与牛奶、茶、咖啡同服，还应避免同时服用抗酸药（碳酸钙和硫酸镁）。口服液体铁剂须使用吸管，避免牙齿被染黑。服铁剂期间，粪便颜色会加深，可能会变成黑色，不用过于紧张。

锌

锌是合成蛋白质的主要物质，与细胞的生长、分裂、分化过程均有密切关系。锌可以促进机体免疫功能及味觉发育，参与整个胚胎乃至胎儿的生长发育过程。锌是胰腺制造胰岛素的必要元素，促进胰岛素原的转化，提升血清中的胰岛素水平，从而加强机体对葡萄糖的利用，起到稳定血糖的作用。锌还能指挥肌肉收缩，是稳定血液状态、维持体内酸碱平衡的重要物质。

⑧ 全天营养素搭配原则

（1）碳水化合物

※ 碳水化合物是饮食中能量供应的最主要来源。

※ 每天碳水化合物的摄入量占总热量的50％～60％为宜。每日摄入量不低于175g（主食量200g以上），以保证胎儿大脑获得足够的血糖供给。过分限制热量摄入（少于1500kcal/d）可引发酮症，对母亲和胎儿均会产生不利影响。

※ 碳水化合物摄入主要分在3次正餐和2～3次加餐中。

※ 肥胖的准妈妈，可以适当减低碳水化合物摄入量占总能量的比例。

※ 优先选择低升糖指数的食物。

（2）蛋白质

※ 每天蛋白质的摄入量占总热量的20％～25％为宜，每日蛋白质摄入量不应低于70g，其中动物性蛋白质至少占1/3。

※ 充足的蛋白质摄入可以满足孕妇妊娠期生理调节及胎儿生长、发育所需。

（3）脂肪酸

※ 每天脂肪酸的摄入量占总热量的20％～30％为宜。

※ 饱和脂肪酸不超过总能量摄入的7％。

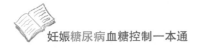

※ 优先选择单不饱和脂肪酸，如橄榄油、山茶油等，应占脂肪供能的1/3 以上。

※ 应适当限制高饱和脂肪酸含量食物的比例，如动物油脂、红肉类、椰奶、全脂奶制品等。推荐用清蒸、炖、烩、凉拌、煮、煲等烹饪方法，不推荐炸、红烧、煎等烹饪方法。

※ 应减少或限制反式脂肪酸的摄入。

表 4-4　膳食脂肪与人体健康

脂肪类型	主要来源	室温状态	对 TC 影响
单不饱和脂肪酸	橄榄油、茶籽油、花生油、腰果、杏仁、花生等坚果	液态	降低 LDL-C 升高 HDL-C
多不饱和脂肪酸	玉米油、大豆油、红花油、棉籽油、鱼油、鱼	液态	降低 LDL-C 升高 HDL-C
饱和脂肪酸	全脂牛奶、黄油、巧克力、干酪、冰激凌、红肉、椰奶、椰子油	固态	升高 LDL-C 升高 HDL-C
反式脂肪酸	大部分人造黄油，植物油制的起酥油，深锅炸土豆片、快餐食品、烘烤食品	固态或半固态	升高 LDL-C 降低 HDL-C

注：低密度脂蛋白胆固醇（low density lipoprotein cholesterol，LDL-C）升高会增加患冠状动脉心脏病的危险性；高密度脂蛋白胆固醇（high density lipoprotein cholesterol，HDL-C）是冠心病的保护因子。

（4）膳食纤维

※ 推荐膳食纤维每日摄入量 25 ～ 30 g。

※ 也不能食入过多，吃过多的粗粮可能增加胃肠道的负担，影响蛋白质、维生素和一些微量元素的吸收，长期在这种情况下容易造成营养不良，对身体带来不利影响。

（5）维生素和矿物质

※ 保证维生素和矿物质的摄入。

※ 建议有计划地增加富含铁、叶酸、钙、维生素 D、碘等的食物，如瘦肉、家禽、鱼、虾、奶制品、新鲜水果和蔬菜等。

⑨ 一日三餐具体举例

（1）每日能量摄入总量 1800 kcal 的一日三餐举例

早餐：玉米面条 50 g、水煮鸡蛋 1 个、拍黄瓜 100 g、菜籽油 5 mL、碘盐 1 g。

加餐：无糖豆浆 300 mL、核桃仁 2 个、苹果 100 g。

中餐：杂粮饭（黑米 35 g、大米 30 g）、红椒炒猪肝（红椒 50 g、猪肝 30 g）、苦瓜炒肉（苦瓜 50 g、猪肉 30 g）、白灼菜心（油菜心 100 g）、菜籽油 10 mL、碘盐 2 g。

加餐：蓝莓 80 g、低脂牛奶 200 mL。

晚餐：杂粮饭（糙米 30 g、大米 35 g）、芦笋炒虾仁（芦笋 50 g、虾仁 60 g、胡萝卜 30 g）、口蘑娃娃菜（口蘑 30 g、娃娃菜 100 g）。

加餐：燕麦片 25 g、低脂牛奶 200 mL。

（2）每日能量摄入总量 2100 kcal 的一日三餐举例

早餐：荞麦面条 50 g、水煮鸡蛋 1 个、白生菜 100 g、开心果 10 个、菜籽油 6 mL、碘盐 1 g。

加餐：无糖馒头 35 g、无糖豆浆 300 mL、草莓 150 g。

中餐：杂粮饭（燕麦米 30 g、大米 30 g）、西红柿烩鱼片（西红柿 200 g、草鱼片 100 g）、地三鲜（洋葱 50 g、茄子 50 g、土豆 100 g）、菜籽油 12 mL、碘盐 2 g。

加餐：水饺 3 个、橙子 100 g、脱脂牛奶 250 mL。

晚餐：杂粮饭（小米 30 g、大米 30 g）、西蓝花炒肉（西蓝花 100 g、猪肉 50 g）、彩椒金针菇炒肉（彩椒 50 g、金针菇 100 g、鸡胸肉 50 g）、菜籽油 12 mL、碘盐 2 g。

加餐：燕麦片 25 g、脱脂牛奶 250 mL。

⑩ 不按照食谱吃饭可以吗

对于妊娠期糖尿病的准妈妈来说，为控制好血糖，在医师的指导下按照食谱吃饭是至关重要的。不然，血糖水平可能忽高忽低，或过高或过低，从而导致一些严重的妊娠并发症的发生，影响母婴近、远期的健康。

⑪ 营养管理的注意事项

※ 尽量在固定的时间，进食固定量的食物（每日摄入量根据医生和营养师的建议）。

※ 保障准的食物摄入量：使用高精度电子秤称取食物生重，即没有煮之前的重量。

※ 保障营养均衡：《中国居民膳食指南（2022版）》建议，人们的饮食，平均每天不重复的食物种类数应达到 12 种以上，每周达到 25 种以上，糖妈妈可以根据食物交换份，选择不同品种的食物。

※ 低脂饮食：吃肉时不喝汤，减少动物肥肉、皮等油脂类的摄入。

⑫ 合理补充维生素和矿物质的重要性

妊娠期间，铁、叶酸和维生素 D 的需要量增加 1 倍，钙、磷、硫胺素、维生素 B_6 的需要量增加 $33\% \sim 50\%$，锌的需要量增加 $20\% \sim 25\%$，维生素 A、维生素 B_{12}、维生素 C 以及硒、钾、生物素、烟酸的需要量增加 18%。

叶酸是一种水溶性 B 族维生素，最初从菠菜叶中发现，所以称为叶酸。在胎儿的正常生长发育过程中具有重要作用，孕妇叶酸水平过低会导致神经管畸形和低出生体重儿的风险增加。推荐计划妊娠前 3 个月开始补充，一般情况下，每日服用 $400\ \mu g$ 叶酸或含叶酸的复合维生素。多项研究证明，补充叶酸、镁、维生素 D、锌，有助于降低妊娠期的空腹血糖水平、胰岛素和胰岛素抵抗水平，降低妊娠期糖尿病的发生风险。

⑬ 升糖指数是什么

升糖指数，全称"血糖生成指数"，升糖指数指标准定量下（一般为 50 g）某种食物升高血糖效应与标准食品（通常为葡萄糖）升高血糖效应的比值，它反映了某种食物与葡萄糖相比升高血糖的速度和能力。通俗来说，升糖指数指的是人体食用一定食物后引起的血糖波动幅度。

不同的食物有不同的升糖指数，通常把葡萄糖的升糖指数定为 100。

※ 当血糖生成指数＜ 55 时，可认为该食物为低升糖指数食物。

※ 当血糖生成指数在 55 ～ 70 时，该食物为中等升糖指数食物。

※ 当血糖生成指数＞ 70 时，该食物为高升糖指数食物。

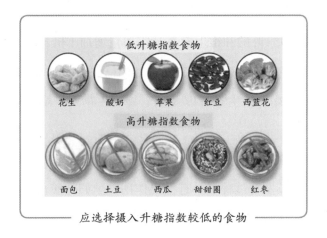

应选择摄入升糖指数较低的食物

升糖指数高的食物，进入肠道后消化快、吸收好，葡萄糖能够迅速进入血液，葡萄糖进入血液后峰值高，也就是血糖升得高。如果过量，易转化为脂肪积蓄。

升糖指数低的食物，进入肠道后停留的时间长，葡萄糖释放缓慢，葡萄糖进入血液后峰值较低、下降速度也慢，引起餐后血糖反应较小，简单来说就是血糖升得比较低。需要的胰岛素也相应减少，能避免血糖的剧烈波动。因此，既可以防止高血糖也可以防止低血糖，有效地控制血糖的稳定。

⑭ 选择摄入较低升糖指数的食物有什么好处

应优先选择多样化、升糖指数较低、对血糖影响较小的食物。低升糖指数的碳水化合物有助于降低妊娠期体重增长过度的风险，并能够改善葡萄糖耐量、减轻妊娠导致的胰岛素抵抗、减少妊娠期糖尿病孕妇胰岛素的使用、降低妊娠期糖尿病孕妇分娩巨大儿的风险，有助于改善高血糖准妈妈的妊娠结局。常见食物的升糖指数详见附录4。

⑮ **常见低升糖指数的食物**

谷类：大麦、小麦、燕麦、荞麦、黑米等。

薯类：土豆粉、红薯粉、藕粉、魔芋等。

奶类：牛奶低脂、脱脂牛奶。

豆类：黄豆、绿豆、豌豆、四季豆、扁豆。

水果类：苹果、桃、梨子、李子、杏干、柑、柚子等。

混合类食物：馒头+芹菜炒鸡蛋、烙饼+鸡蛋炒木耳、米饭+鱼、饺子、包子、馄饨等。

⑯ **常见高升糖指数的食物**

谷类：小麦粉面条，富强粉馒头、烙饼、油条，精米、糯米粥等。

薯类：土豆泥等。

蔬菜类：南瓜、胡萝卜等。

水果：西瓜等。

即食食品：精白面包、棍子面包、苏打饼干、华夫饼干、膨化薄脆饼干、蜂蜜等。

17 应避免的高升糖指数食物

糖类：白糖、黑糖、蜂蜜、枫糖、椰糖、方糖、红糖、糖果。

饮料：碳酸饮料、调味奶茶、调制乳及发酵调制乳饮料（巧克力、草莓等）、水果汁、甜酒、谷类饮料、甜味即冲饮品等。

水果制品：罐头水果、果脯蜜饯、果干、腌制水果、果酱类。

甜点零食：蛋糕、酥油饼干、油酥点心、果冻、冰激凌、甜点、水果酸奶、甜汤、甜品、巧克力。

18 血糖负荷是什么

升糖指数值反映的是碳水化合物的"质"，并未反映实际摄入碳水化合物的"量"，摄入碳水化合物的"质"和"量"结合起来的概念，是血糖负荷（glycemic load，GL）。在其他条件等同的情况下，推荐摄入血糖负荷低的食物。

血糖负荷 = 升糖指数 × 碳水化合物含量（g）/100

升糖指数高的食物，如果碳水化合物含量很少，那么，尽管该食物容易转化为血糖，但其对血糖总体水平的影响并不大。例如，南瓜的升糖指数值为75，属于高升糖指数的食物，但南瓜含碳水化合物的量很少，事实上每100 g南瓜中仅含有5 g碳水化合物，所以日常食用量并不会引起血糖的大幅度变化。

⑲ 影响食物升糖指数的因素

（1）食物烹调方法

食物煮得越烂,消化越快,升糖指数值越高。比如把米饭煮成很烂的粥,血糖上升速度会比直接吃米饭要快得多。

（2）食物成熟度

食物成熟度对升糖指数也有很大影响,比如香蕉越成熟,升糖指数越高,吃起来味道也会越甜;比如玉米,老一点纤维含量更高,吃起来硬度更大,升糖指数更低。

（3）主食中面粉类型

主食中的精白面粉越多,升糖指数值越高;粗粮面粉越多,升糖指数值越低。例如,糙米饭的升糖指数值普遍低于白米饭,全麦面包的升糖指数值普遍低于白面包。

（4）食物酸性

当食物中含酸时,可以降低人体对该种食物的消化速度,消化吸收速度减慢,餐后血糖上升的速度也就减缓。

（5）个体差异

不同体质的人,同种食物的升糖速度也存在差异。比如有的人吃香蕉后血糖升高很快,也有的人吃香蕉后血糖没有明显上升。

（6）其他因素

在吃高升糖指数食物的同时摄入高蛋白质、脂肪类食物,也能让餐后血糖降低,这是因为大量的蛋白质和脂肪能延缓高升糖指数食物的升糖速度。

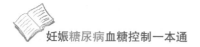
⑳ 降低食物升糖指数的技巧

※ 主食中添加一些杂粮，减少米面的摄入，勿将粗粮细作。如白面包的升糖指数为 70，但掺入 75% ～ 80% 大麦粒后的面包，升糖指数则降低到 34，所以提倡用粗制粉加入碎谷粒制成的面包，代替精白面包。

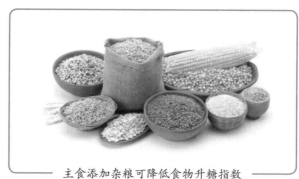

主食添加杂粮可降低食物升糖指数

※ 遵循"简单就好"的原则。蔬菜能不切就不切, 谷粒能整粒就不要磨。

※ 水果直接吃，而不是榨成果汁。果汁的升糖指数比水果高很多，不利于妊娠期糖尿病准妈妈血糖控制。

※ 适当增加膳食纤维丰富的食物。

※ 在煮食物时，急火煮、少加水、吃些醋等都是降低每餐食物中升糖指数、有利于血糖控制的方法。

※ 每餐主食应少于 100 g，以降低餐后血糖, 饥饿时则采用加餐的方式。

※ 坚果和水果可作为加餐，放在两餐之间。

㉑ 什么是食物交换份

如何既保证热量摄入不过多，又保证摄取的营养足够和均衡，还能满足准妈妈的口味呢？这就要靠"食物交换份"来帮忙了。

食物交换份的每份食物重量不同，但都能提供 90 kcal 的能量，以方便食物交换食用。使用食物交换份进行膳食搭配，称为食物交换份法，它是目前国际上通用的糖尿病饮食控制方法之一，如 50 g 瘦肉可以换成 100 g 豆腐或 1 个大鸡蛋。

食物交换份法将食物分成四大类（细分八小类），同类食物在一定重量内蛋白质、脂肪、碳水化合物含量相似，可以任意互换。下表描述了食物的四大类、八小类的营养价值，包括谷薯类、蔬菜类、水果类、大豆类、奶类、肉蛋类、硬果类、油脂类。

表 4-5　食物交换份的四大类、八小类内容和营养价值（含能量 90 kcal）

组别	类别	每份重量(g)	蛋白质（g）	脂肪（g）	碳水化合物(g)	主要营养素
谷薯组	谷薯类	25	2.0	—	20.0	碳水化合物、膳食纤维
菜果组	蔬菜类 水果类	500 200	5.0 1.0	— —	17.0 21.0	无机盐、维生素、膳食纤维
肉蛋组	大豆类 奶类 肉蛋类	225 160 50	9.0 5.0 9.0	4.0 5.0 6.0	4.0 6.0	蛋白质、脂肪
油脂组	硬果类 油脂类	15 10	4.0 —	7.0 10.0	2.0 —	脂肪

同类食物可以互换，医生会告诉您健康饮食的食物组成，每种食物交换份的量。如果您经常吃的食物不在以下分类中，可以咨询医生，它属于哪一类，一份是多少。以下是同类食物的食品交换表。

（1）等值谷薯类食品交换表

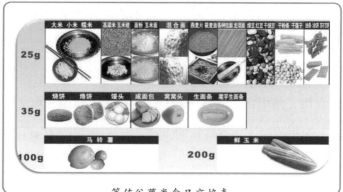

等值谷薯类食品交换表

（2）等值蔬菜类食品交换表

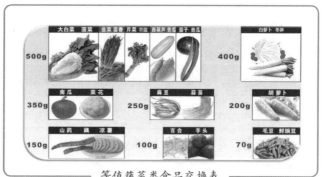

等值蔬菜类食品交换表

（3）等值水果类食品交换表

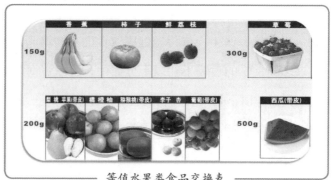

等值水果类食品交换表

（4）等值大豆类食品交换表

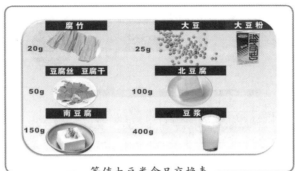

等值大豆类食品交换表

（5）等值奶类食品交换表

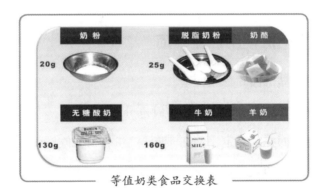

等值奶类食品交换表

（6）等值肉蛋类食品交换表

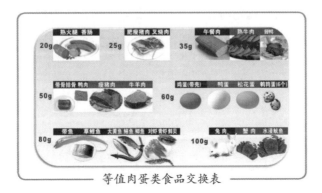

等值肉蛋类食品交换表

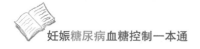
（7）等值油脂类食品交换表

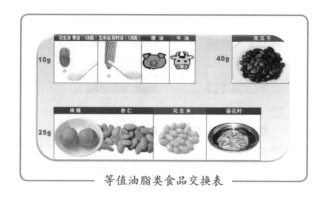

等值油脂类食品交换表

22 食物交换份法使用注意事项

（1）同类食品可以互换。

（2）不同类食品营养素结构相似时也可以互换。

（3）只要血糖控制稳定，妊娠期糖尿病患者每天吃适量水果是可以的。

（4）加餐可以防止餐前过饿、预防低血糖、保持血糖平稳性、减少胰腺负担。主张定时加餐，而不要等到饥饿时再加餐，尤其是睡前加餐非常重要。

（5）在交换同类食物时，尤其是主食类食物，应考虑升糖指数和血糖负荷因素，尽可能选择低升糖指数和低血糖负荷的食物。

㉓ 如何准确估计食物的摄入量

※ 利用食物模型。

※ 鼓励称重法。

※ 餐次的分配：少量多餐、定时定量。

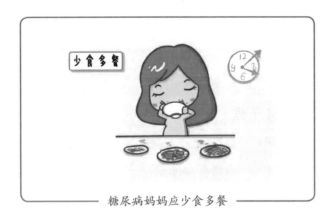

糖尿病妈妈应少食多餐

㉔ 对降糖有利的蔬菜

（1）生菜 61 千焦

生菜富含钾、钙、铁等矿物质，可以降血糖、减缓餐后血糖升高。生菜中含有甘露醇等有效成分，有利尿、促进血液循环、清肝利胆及养胃的功效。

（2）黄瓜 65 千焦

黄瓜热量低，含水量高，非常适合糖尿病准妈妈当水果吃。

（3）芹菜 71 千焦

芹菜富含膳食纤维，能延缓消化道对糖的吸收，改善糖代谢，降低血糖。

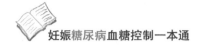

芹菜中的黄酮类物质可改善微循环。

（4）苦瓜 91 千焦

苦瓜含有类似胰岛素的物质——苦瓜皂苷，能促使血液中的葡萄糖转换成热量，具有降低血糖的功效，故苦瓜被称为"植物胰岛素"。长期食用苦瓜，可以减轻人体胰岛器官的负担。

（5）芦笋 93 千焦

芦笋所含的香豆素有降低血糖的作用。芦笋中的铬含量高，这种微量元素可以调节血液中脂肪与糖分的浓度。

（6）白萝卜 94 千焦

白萝卜所含热量较少，含水分多，糖尿病患者食后易产生饱腹感，从而控制食物的过多摄入，保持合理体重。

（7）青椒 103 千焦

硒被称为"微量元素中的胰岛素"，青椒中的硒能防止胰岛 β 细胞被氧化破坏，促进糖分代谢，降低血糖和尿糖，起到辅助调节血糖的作用。

（8）紫甘蓝 101 千焦

紫甘蓝中的花青素可以帮助抑制血糖上升，预防糖尿病。紫甘蓝含有铬，可以提高胰岛素的活性。

（9）菜花 110 千焦（西蓝花 150 千焦）

菜花和西蓝花中含有铬和膳食纤维，铬在提升糖尿病患者的糖耐量方面有很好的作用。膳食纤维能有效控制肠胃对葡萄糖的吸收，从而起到稳定血糖的作用。

（10）荷兰豆 123 千焦

荷兰豆含有易于消化、吸收的蛋白质，还含有多种维生素和微量元素等，所含磷脂可促进胰岛素分泌，是糖尿病患者的理想食品。

（11）番茄 85 千焦

番茄热量低，含有极为丰富的番茄红素，有保护胰岛细胞及胰岛素受体的作用，可以提高胰岛素质量和受体敏感性，从而帮助降低血糖。而且番茄还含有丰富的胡萝卜素、B族维生素和维生素C,非常适合糖尿病妈妈食用。

（12）大白菜 714 千焦

白菜含有膳食纤维，可抑制机体对碳水化合物的吸收，减缓餐后血糖上升的速度。

25 优质蛋白质有哪些

蛋白质主要来源:动物蛋白（如鸡蛋、牛奶和各种肉类）和植物蛋白（如豆类和豆制品）。

（1）豆浆 66 千焦

豆浆含有丰富的植物蛋白质、磷脂，且营养极易被人体吸收，长期坚持饮用，可以增强人的抗病能力，非常适合糖尿病患者饮用。但其蛋白质利用率有限。

（2）牛奶 226 千焦

牛奶是低升糖指数食物，能缓解糖尿病患者血糖升高。牛奶中含有大量的钙，且钙、磷比例搭配较合理，容易被吸收，能促进胰岛素的分泌，缓解糖尿病病情。

（3）牛肉 523 千焦

牛肉中锌含量很高，锌除了支持蛋白质的合成、增强肌肉力量外，还可提高胰岛素合成的效率。

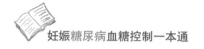

（4）鳕鱼 368 千焦

鳕鱼富含 EPA 和 DHA，能够降低糖尿病患者血液中胆固醇、甘油三酯和低浓度脂蛋白的含量，从而降低糖尿病性脑血管疾病的发病率。其蛋白质含量高且易消化吸收。

（5）黄鳝 372 千焦

黄鳝体内含有两种控制糖尿病的高效物质——黄鳝素 A 和黄鳝素 B，这两种物质具有调节糖代谢的作用。

（6）金枪鱼 828 千焦

金枪鱼肉含有较多的 ω–3 脂肪酸，可改善胰岛功能，增强人体对糖的分解、利用能力，维持糖代谢的正常状态，是适合糖尿病患者的肉类食品。

（7）驴肉 485 千焦

驴肉属于高蛋白肉类，且氨基酸含量丰富。驴肉中氨基酸构成比较全面，能给胰岛细胞提供营养，改善胰腺功能，促进胰岛素的分泌，调节血糖水平。

（8）鲤鱼 456 千焦

鲤鱼含有丰富的镁，利于降糖，保护心血管。糖尿病患者常食鲤鱼，可有效预防糖尿病性脑血管病、高脂血症、心血管疾病的发生。

（9）鹌鹑 460 千焦

鹌鹑肉是典型的高蛋白、低脂肪食物，特别适合中老年人以及高血压、肥胖症患者食用。

（10）牡蛎 305 千焦

锌跟胰岛素结合成复合物，可以调节和延长胰岛素的降血糖作用。牡蛎含锌量很高，食用后可增加胰岛素的敏感性，辅助治疗糖尿病。

㉖ 常见不利于血糖控制的食物

（1）冰激凌 529 千焦

冰激凌的添加物中一般含有植物奶油，大部分的植物奶油含有大量反式脂肪酸，会提升人体低密度脂蛋白胆固醇含量，降低高密度脂蛋白胆固醇含量。

（2）荔枝 296 千焦

荔枝中富含葡萄糖、果糖、蔗糖，其葡萄糖含量占糖总量的 66%，因此，糖尿病患者应控制食用量。

（3）可乐 116 千焦

可乐的热量来源是精制糖，其会造成血糖快速升高。另外，可乐中的磷酸、咖啡因均会增加人体钙的流失，威胁糖尿病患者的骨骼健康。

（4）油炸薯片 2575 千焦

油炸薯片属于高热量、高脂肪食物，会给糖尿病患者带来肥胖、心血管疾病等不良影响，故应忌食。

（5）蜜饯 1421 千焦

蜜饯因为在加工中少不了糖渍这一步骤，所以通常含糖量都很高，且属于升糖快且高的单糖，故不适宜糖尿病患者食用。

（6）鱼子 1054 千焦

鱼子含胆固醇较高，过多摄入会加重糖尿病患者的脂质代谢紊乱，促进脂肪转化为血糖，从而使血糖升高。所以，糖尿病患者不宜吃鱼子。

（7）月饼 1775 千焦

月饼属于高热量、高糖、高淀粉食品，一块中等大小的月饼，所含热量超过 2 碗米饭的热量，脂肪含量相当于 6 杯全脂牛奶。

（8）松花蛋 715 千焦

松花蛋中胆固醇含量很高，糖尿病患者食用后会使血液中胆固醇含量上升，加重脂质代谢紊乱，容易诱发高血压、冠心病等并发症。

（9）甘蔗 273 千焦

甘蔗含糖量较高，其中蔗糖、葡萄糖及果糖的含量高达 18％，食用后易使血糖迅速升高，故糖尿病患者应避免食用。

（10）方便面 1979 千焦

方便面是典型的高热量、高脂肪、低维生素食物，糖尿病患者食用后极易使血糖升高，并容易诱发心血管疾病。

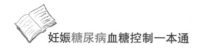 **嘴馋怎么办，无糖食品可以随便吃吗**

为满足患糖尿病的群体想吃甜食的需求，市场上出现了形形色色"糖"的替代品——人工甜味剂。无糖食品是指不加入蔗糖，而以木糖醇、阿斯巴甜等甜味剂作为代糖的食品，热量相对不高，糖尿病孕妈妈可食用少量的甜味剂，少量甜味剂一般不会引起血糖的增高，但也不应摄入过多。

虽然无糖食品不含蔗糖，但也不能随便吃，因为很多无糖食品本身仍是由含有淀粉的食物制作而成，比如"无糖蛋糕""无糖汤圆"，只是没有放入蔗糖而已，做蛋糕和汤圆的面粉和糯米粉经过消化后，仍然会分解为葡萄糖。还有一些无糖糕点含有较高的油脂，尤其是反式脂肪酸，对于糖尿病妈妈来说是不健康的食品。

㉘ 进餐顺序有什么讲究

糖尿病妈妈非常在意一日三餐的质和量，却往往忽视进餐顺序。推荐的进食顺序：汤→清淡的蔬菜→主食→肉类。

（1）先喝汤

吃饭前喝一小碗汤，不但可以滋润消化道，不至于过分增加胃容量，同时可以促进消化液有规律地分泌，但饭前喝的汤不宜太浓。另外，饭后不宜喝汤，吃饭后大量喝汤，过量的汤水会稀释消化液，从而削弱肠胃的消化能力，甚至会引起胃过度扩张，长此以往，就会导致胃动力不足。

（2）再吃清淡的蔬菜

喝汤后再吃清淡的蔬菜，如果能凉拌或水煮，减少用油量更佳。蔬菜富含膳食纤维，可以延长碳水化合物的分解时间，从而预防餐后血糖的剧烈升高。另外，每次进餐前先吃蔬菜，可以增加饱腹感，然后再吃正餐。

（3）最后吃主食与肉类

最后吃主食与肉类，细嚼慢咽，就会发现即便比往常吃得少，但已经吃饱了。因为先吃的是升糖指数低的蔬菜，再吃升高血糖速度快的主食等食物，升高血糖速度快的食物的摄入空间就很有限了，这样既能保障营养的摄入，在一定程度上有助于餐后血糖的控制，又能够吃得满足。

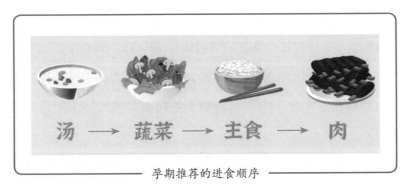

汤 ⟶ 蔬菜 ⟶ 主食 ⟶ 肉

孕期推荐的进食顺序

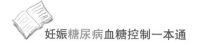

29 控制饮食容易饿怎么办

糖尿病妈妈在最初控制饮食时，常常会感到饥饿，但又不能多吃，不敢多吃。如何不额外增加热量，但又能减少饥饿感呢?

（1）检查自己的食谱，是否完全按照营养师的计算热量进食，做好膳食记录，监测并记录血糖，必要时咨询医生。

（2）主食不要吃得过少：主食是机体热量的主要来源，不能吃得过少。

（3）少食多餐：将每日饮食总量分餐进食，既能避免餐后高血糖，又可减轻饥饿感。

（4）多吃易产生饱腹感的食物：如蔬菜等，每次进餐前先吃蔬菜，以增加饱腹感，然后再吃正餐。

（5）用粗杂粮代替细粮：豆类、燕麦、荞麦、玉米、小米等，既可增加饱腹感，又不会快速升高血糖，能减轻胰岛细胞的负担。

30 主食越少越好吗

不少孕妇认为吃饭越少血糖控制情况越好，故而只控制主食摄入。其实这会造成两种不良后果：一是由于主食摄入不足，总能量无法满足机体代谢的需要，导致体内脂肪、蛋白质过量分解，身体消瘦，营养不良，甚至产生饥饿性酮症而影响宝宝的正常发育。二是认为已经控制了主食量，从而对油脂、零食、肉蛋类食物不加控制，使每日总能量远远超过控制范围。

糖尿病孕妇饮食需要控制摄入食物所产生的总能量，并且保持碳水化合物、蛋白质和脂肪的合理比例。适量的碳水化合物是维持孩子大脑正常发育所必需的，因此妊娠期糖尿病妈妈不但不能过多限制主食的摄入，还应保证每日至少 200 ～ 250 g 的主食。

㉛ 糖妈妈可以喝汤吗

可以。鱼汤、肉汤需要控盐、控油，西红柿蛋汤等清淡的汤可以适量喝。

喝骨头汤意义不大。有人认为喝骨头汤可以补钙，这实际是一个误区，骨头汤中的钙含量很低，因为骨头中的钙并不溶于水，不是人体可以吸收的游离钙，即使长时间炖煮，也很难溶进汤里。

另外，骨头汤脂肪含量较高，因为动物骨髓中含有大量脂肪，长时间加热、烹煮，骨头中的脂肪会进入汤中，白色越浓说明脂肪越多，并不是钙质越丰富的表现，糖妈妈应控制骨头汤的摄入。

㉜ 糖妈妈能喝牛奶吗，如何选择牛奶

建议每天喝 250 ～ 500 mL 牛奶，牛奶是最好的钙源，多喝奶能满足宝宝骨骼和牙齿生长对钙的需要。

对大多数妊娠糖尿病的孕妈妈来说，建议选择脱脂奶、低脂奶和奶产品，因为它们含有钙和其他营养成分。尤其推荐含脂肪较低（1 %）的低脂奶。

如果做不到多喝奶或对乳糖不耐受或对奶产品消化有困难，也不用过于担心，医生会建议您补充钙剂。

㉝ 糖妈妈外出就餐有哪些注意点

糖妈妈外出就餐有许多限制，可能让人很"头疼"，但只要记住以下几个方面，就可以轻松享受外出聚餐的欢乐。

※ 带上"神器"——玉米。可瞬间将白米饭变成杂粮饭，轻松解决主食问题。

※ 烹饪方式很重要。菜式尽量选择清蒸、清炒、白灼等，如清蒸鱼、白切鸡、白灼虾等。保证绿叶蔬菜的摄入，蔬菜可选择炖汤、清炒的烹饪方式。

※ 向浓汤"说不"。就餐时不喝浓汤。

※ 有时开水帮大忙。如遇上菜品过于油腻，可先用开水涮一下，去除多余油脂再食用。

※ 保证清淡饮食，控制就餐时间。就餐时间控制在 30 分钟内，避免长时间进餐所致的进食过量。

㉞ 外出就餐的点菜技巧

如果控制好食物的总量和种类，偶尔在外就餐也无妨。那么，在外就餐时要怎样点菜呢?

　　首先，尽量选择整洁、干净、卫生的餐饮店，要注意均衡饮食、少油、少盐、清淡的原则。

　　其次，凉拌菜和蒸菜是首选。一般来说，凉拌菜中油、盐等调味料的用量不多，其中的脂肪和钠的总量较容易控制，是比较适合糖妈妈点的菜。另外，蒸菜也比较适合糖妈妈吃，作为一种热菜的做法，在盐和油控制得当、加水少的情况下，营养还不容易流失。

　　最后，牢记点菜时提醒老板少盐、不加糖，不勾兑芡粉。

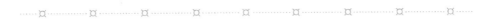

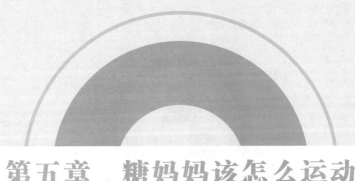

第五章 糖妈妈该怎么运动

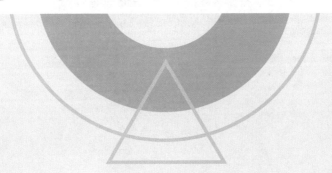

妊娠糖尿病
血糖控制一本通

RENSHEN TANGNIAOBING XUETANG KONGZHI YIBENTONG

运动疗法是糖尿病治疗的"五驾马车"（饮食、运动、病情监测、药物疗法和糖尿病教育）之一，运动是糖尿病治疗不可缺少的一部分，是控制糖尿病症状的一个行之有效的基本方法。

运动是妊娠期糖尿病妈妈降糖的"天然药物"。长期规律运动可以增加肌肉质量，控制孕期体重增加，提高组织对胰岛素的敏感性，提高妊娠期糖尿病的血糖达标率，减少母婴不良结局。另外，运动还会让孕妈妈心情愉悦、情绪放松，是缓解压抑、焦虑和抑郁情绪的良好方法。

① 运动对糖妈妈和胎儿的重要性

规律运动可以提高妊娠糖尿病妈妈的血糖达标率，运动所产生的一系列代谢水平的变化可以改善妊娠结局，减少母婴不良结局。

※ 运动有助于预防妊娠期孕妈妈体重过度增加，可以降低胰岛素抵抗，有利于血糖的稳定，还可以减少孕妈妈便秘、痔疮的发生。

※ 运动可以减少胎儿脂肪量，促进胎儿神经行为成熟。

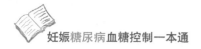
※ 妊娠期的妈妈，机体会发生解剖学和生理学上的变化，如腰椎前凸、关节负担加重、血容量增加等。妊娠期规律运动可增强肌肉力量，减轻妈妈们因为妊娠导致的腰酸背痛、减轻关节水肿、增强孕妇在产程和分娩中的体力，达到促进自然分娩、减少剖宫产的效果。

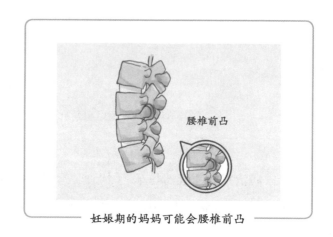

妊娠期的妈妈可能会腰椎前凸

※ 运动不仅可以促进人的身体健康，还使人心情愉悦、情绪放松。妊娠期科学、规律的运动可改善孕妈妈的情绪，使妈妈们心情愉悦、精力充沛，减轻疲劳感，有利于改善妊娠期睡眠质量，减少抑郁，且有利于血糖的稳定。

※ 妊娠期进行适当的运动是安全的，不会增加早产和小于胎龄儿的风险，对于子代远期的体重维持和健康也有益。

因此，我们可以知道，妊娠期规律合理的运动不仅可以控制孕妇妊娠期体重过度增长，减轻胰岛素抵抗，促进血糖的稳定达标，还能缓解妊娠带来的不适，促进自然分娩，改善母亲情绪，保障母婴安全和健康。

② 为什么说运动是"天然的降糖药物"

科学、合理的运动，能够帮助妊娠期糖尿病孕妈妈提高血糖达标率，那么，究竟运动是如何对血糖产生影响的呢?

首先，运动可提高胰岛素受体的敏感性，促使胰岛素更好地发挥作用，并提高肌肉细胞对血液中葡萄糖的吸收，加速葡萄糖向细胞内转运，从而达到降糖效果。

其次，肥胖是导致胰岛素抵抗的重要原因，而胰岛素抵抗时胰岛素不能有效地促进周围组织摄取葡萄糖。妊娠期糖尿病妈妈通过规律运动可以改善脂质代谢，提高肌肉中脂蛋白酶的活性，加速脂肪分解，从而降低体重，减轻胰岛素抵抗，提高血糖达标率。

最后，运动后，肌肉、肝脏还会摄取大量葡萄糖，使得血糖进一步下降，如中等量的运动，其降糖作用能够维持 12 ～ 17 小时。

这些均说明运动是降糖最有效的"药物"之一。另外，运动还可促使肌肉更多地利用脂肪酸，降低血脂和血胆固醇，提高身体抵抗力，改善全身的健康状况，减少并发症。孕妈妈们在无运动禁忌证的情况下，根据自身状况制定个体化的运动方案后，一定要坚持规律运动，使自己的血糖得到很好的控制，保持良好的身体状态，孕育健康的小宝宝。

③ 运动的风险

一些不适宜的运动可能对母婴健康带来风险，包括：

※ 某些不适宜的运动类型可能导致孕妇关节损伤或跌倒，从而间接损害母婴健康。

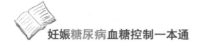

※ 不适宜的运动可能造成孕妇腹部创伤，引起胎盘早剥，导致胎儿发育受损，甚至出现危险。

※ 妊娠4～6周时，长时间剧烈运动可能会引起孕妇核心温度过高，影响胎儿神经系统发育。

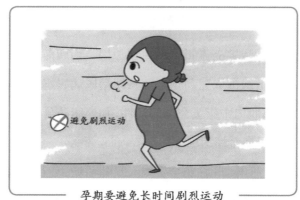
孕期要避免长时间剧烈运动

④ 妊娠期糖尿病的运动禁忌证有哪些

做运动之前，安全第一，GDM 妈妈制订运动方案前应进行全面的医学评估，包括妊娠并发症、GDM 并发症及心肺功能等。有运动禁忌证的糖妈妈，建议除日常活动外，不进行较剧烈的运动，禁忌证包括以下情况：

※ 严重心脏或呼吸系统疾病。

※ 子宫颈机能不全。

※ 多胎妊娠（三胎及以上）。

※ 妊娠 28 周后出现前置胎盘。

※ 持续阴道流血。

※ 先兆早产。

※ 胎膜早破。

※ 妊娠期高血压疾病控制不理想（包括妊娠合并慢性高血压者血压水平控制不理想者或重度子痫前期者病情控制不理想者）。

※ 重度贫血。

※ 甲状腺疾病控制不理想。

※ 胎儿生长受限。

⑤ 哪些人群应先征求医生建议再运动

当孕妇存在以下情况时，应到医院接受专业评估，由医生指导能否在妊娠期进行运动，以及运动的形式、频率、强度等。

※ 轻至中度心脏或呼吸系统疾病。

※ 复发性流产史。

※ 早产史。

※ 严重肥胖。

※ 营养不良或极低体重（体质指数 $< 12\,kg/m^2$）。

※ 双胎妊娠。

※ 癫痫且症状控制不佳。

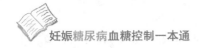

⑥ 推荐的运动方式

有氧运动及抗阻力运动是妊娠期可接受的运动形式，对血糖控制均有着重要意义，妊娠期进行有氧运动结合抗阻力运动的混合运动模式比单独进行有氧运动更能改善妊娠结局。

（1）有氧运动

什么是"有氧运动"呢？"有氧运动"又称"耐力运动"，"有氧"主要是指我们在运动的过程中主要采用的是有氧代谢，可以通俗地理解为人体在氧气充分供应的情况下进行的运动。有氧运动的特点是持续时间较长，一般为大约 30 分钟或以上的中低强度（最大心率值的 60％ ～ 80％）的运动，运动具有一定的节奏性、韵律性。长期有规律的有氧运动可以消耗体内脂肪，增强和改善心肺功能。

对于妊娠糖尿病的孕妈妈，推荐的有氧运动形式包括：散步、快走、游泳、改良后的瑜伽、慢跑、太极运动、低冲击的球拍类运动、固定式自行车运动。

（2）抗阻力运动

什么是"抗阻力运动"呢？顾名思义为对抗阻力的运动，又称"力量训练""肌力训练"等。抗阻力运动中的"阻力"可以是健身房中常见的哑铃、各类器械等物体的重力，也可以是来自弹力带的弹力，还可以是自身的重量（如俯卧撑，就是通过双上肢对抗自身体重进行的抗阻力运动）。抗阻力运动有助于增加肌肉的力量和骨骼密度。推荐 GDM 孕妇进行低负荷的抗阻训练，如利用弹力带进行训练。

（3）建议 GDM 孕妇进行盆底肌锻炼

如凯格尔运动。

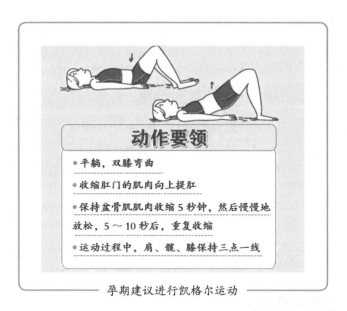

孕期建议进行凯格尔运动

⑦ 应避免的运动形式

※ 对抗性运动，如冰球、拳击、足球和篮球。

※ 具有较高跌倒或撞击风险的运动，如滑雪、滑水、冲浪、越野自行车等。

※ 潜水。

※ 跳伞。

※ 高温瑜伽或高温普拉提，尤其是妊娠早期，应避免引起母体体温过高的运动。

※ 重负荷的力量训练。

※ 妊娠 3 个月后进行仰卧运动。

⑧ 运动持续时间、频率

无运动禁忌证的孕妈妈，宜保持每天 30～40 分钟、1 周至少 5 天的中等强度的运动。每次运动后休息 30 分钟。

既往缺乏运动的孕妈妈可由每次 10～20 分钟、每周 3 次开始运动，逐渐增加运动时间。

⑨ 妊娠期运动量评估

（1）运动时的心率

运动时心率达到最大心率的 60%～70%（最大心率计算方法为 220－年龄）提示运动达中等强度水平。妊娠前无规律运动的孕妈妈，妊娠期运动可以由低强度开始，再进行中等强度运动，循序渐进。

（2）运动时的自我感觉

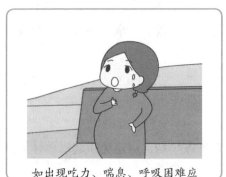

如出现吃力、喘息、呼吸困难应
减少运动量或停止运动

运动后呼吸、心跳较静息时增快，不感觉疲倦，微微出汗，呼吸略微急促但并不喘粗气，仍可以自如交谈，说明运动量比较适宜。如果运动过程中出现说话吃力、喘息、呼吸困难等情况，说明运动强度稍大，可以适量减少运动量或停止运动。

⑩ 什么情况应停止运动

如果在平躺运动时感到头晕、恶心或不适，可调整运动体位，避免采用仰卧位。当不适不能缓解，或出现呼吸困难、头晕、头痛、胸痛、阴道流血、阴道流液、规律并有痛觉的宫缩等情况，都应停止运动并就医。

⑪ 非药物治疗孕妈妈的运动注意事项

※ 运动前准备：运动应避开清晨空腹，运动期间孕妇应有充足的水分供给，并准备适量的糖果、饼干，及时补充能量，以预防发生低血糖或缓解低血糖症状。

※ 选择合适的衣物：穿宽松的衣物，服装选择要考虑天气、季节及周围空气的湿度等。如在冬季时，需要穿保暖的服装，宜选择薄的多层衣服，在运动过程中如果感到热，可以适当脱几件。耳套、手套等不要忘了戴，保护好耳朵和手部，以免冻伤。在温暖的季节，首选通透性好的服装，在夏季还要预备好一顶轻便的帽子，防止阳光直射，避免头部皮肤受到伤害。另外，在潮湿的天气运动，建议选择棉织材料的衣服，它有更好的吸收性和透气性。

※ 选择合适的鞋：挑选合适的鞋，鞋要轻、要软，鞋底要经得起反复的撞击，一般底硬、垫软、宽头的鞋是较为合适的。

※ 选择合适的环境：应避免在高温和高湿度环境中运动，散步的场地以平地为宜，尽可能选择公园、操场、庭院等环境清静、空气清新的场所。

※ 选择合适的运动项目：选择比较舒缓有节奏的运动项目，如散步、缓慢的游泳和瑜伽等；切记不能进行高风险等孕期不安全的运动形式，如

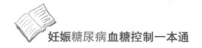

仰卧位运动、冰球、足球、篮球、滑雪、越野自行车、骑马、潜水、跳伞等。

※ 热身运动：运动前要有热身运动，结束时也应再做一些放松运动。

※ 运动时间：持续运动时间不宜过长，应控制在 30 ～ 40 分钟，运动后休息 30 分钟。

※ 运动时机：建议进餐后休息 30 分钟后再开始运动，不建议清晨空腹运动。

⑫ 使用胰岛素治疗孕妈妈的运动注意事项

※ 除需留意常规的注意事项外，还需警惕运动时发生低血糖。

※ 避免在清晨空腹未注射胰岛素之前进行运动。

※ 当孕妈妈的血糖水平 < 3.3 mmol/L 或 > 13.9 mmol/L 时，应停止运动，并检测尿酮体。

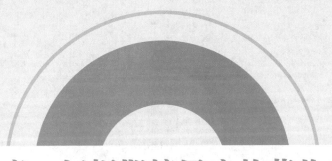

第六章 妊娠期糖尿病的药物干预

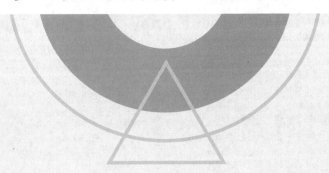

妊娠糖尿病
血糖控制一本通

RENSHEN TANGNIAOBING XUETANG KONGZHI YIBENTONG

① 饮食与运动管理血糖仍然降不下来，怎么办

妊娠期高血糖孕妈妈经过饮食调整、运动干预后，应该进行 24 小时血糖轮廓试验（末梢血糖），包括夜间血糖、三餐前 30 分钟血糖及三餐后 2 小时血糖及尿酮体。

若出现空腹或餐前血糖 ≥ 5.3 mmol/L，或餐后 2 小时血糖 ≥ 6.7 mmol/L，或调整饮食后出现饥饿性酮症，增加热量摄入后血糖又超过孕期标准时，也无须过于紧张。此时，应及时添加药物治疗，对于需要药物治疗的糖尿病孕妈妈，建议优先选择胰岛素。

② 胰岛素是什么

胰岛素是由人体胰腺受内源性或外源性物质（如葡萄糖、乳糖、核糖、精氨酸、胰高血糖素等）的刺激而分泌的一种激素。胰岛素是机体内唯一

降低血糖的激素，同时促进糖原、脂肪、蛋白质合成。外源性胰岛素主要用于帮助糖尿病患者维持血糖稳定。当人体能量过多，血液内葡萄糖过多时，胰岛素能把血糖转入肝脏及脂肪储存起来。

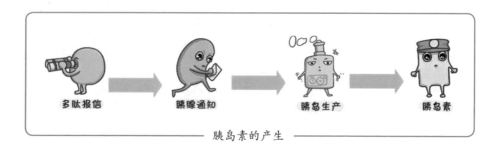

多肽报信　　　　　胰腺通知　　　　　胰岛生产　　　　　胰岛素

胰岛素的产生

胰岛素的分泌规律：进餐后胰岛素的分泌量增加，分泌高峰期出现在餐后 0.5 ～ 1 小时，往往是空腹胰岛素量的 5 ～ 10 倍，餐后 2 小时胰岛素量一般为空腹状态下的 2 ～ 4 倍，餐后 3 小时胰岛素的量回到空腹状态。2 型糖尿病合并妊娠的孕妇胰岛素分泌高峰延迟，高峰出现在餐后 2 小时甚至 3 小时。

胰岛素与妊娠期糖尿病的关系：当孕妇储存过多能量而超重或肥胖时，胰岛素随之分泌增多，空腹胰岛素水平及餐后胰岛素水平明显增高，但血糖也同时增高，就说明出现了胰岛素抵抗，即胰岛素敏感性下降。另外，妊娠后体内拮抗胰岛素样物质增加，如胎盘生乳素、雌激素、孕酮等，使孕妇对胰岛素的敏感性进一步下降，胰岛素抵抗进一步加重，最后发展为妊娠期糖尿病。必要时妊娠期糖尿病孕妈妈可通过注射胰岛素，帮助机体保持血糖稳定，胰岛素不能透过胎盘，具有良好的安全性，且能促进母婴安全。

③ 胰岛素和胰高血糖素是如何携手调节人体血糖的

胰岛素是胰腺胰岛细胞分泌的一种能够帮助血液中的葡萄糖转移到细胞并将血糖利用的激素。其过程为胰岛素附着在全身细胞的胰岛素受体上，指示细胞打开通道，并允许葡萄糖进入细胞，从而降低血液中葡萄糖含量。当血糖水平下降时，胰高血糖素会指示肝脏将糖原转化为葡萄糖，从而升高血糖，使血糖水平恢复正常。

胰岛素和胰高血糖素都是由胰腺分泌，二者都受血糖调控，共同维持人体血糖的动态平稳。如果血糖增高，胰岛素就会感知血糖增高的信号，迅速分泌，而胰高血糖素就会分泌减少，从而保持血糖的稳定。反之亦然。

④ 胰岛素的种类

（1）目前可应用于孕期的胰岛素类型

所有人胰岛素：短效、中效及预混人胰岛素。

部分胰岛素类似物：门冬胰岛素（速效胰岛素）、赖脯胰岛素（速效胰岛素）、地特胰岛素（长效胰岛素）。

（2）孕期胰岛素应用方案

妊娠期胰岛素的添加必须在营养管理和运动指导的基础上进行，应根据血糖监测结果，选择个体化的胰岛素治疗方案。空腹或餐前血糖升高建议添加中效或长效胰岛素，餐后血糖异常建议添加短效或速效胰岛素。

目前应用最普遍的一种方法是长效胰岛素和超短效或短效胰岛素联合使用，即三餐前注射速效或短效胰岛素，睡前注射长效胰岛素。

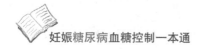

孕期由于胰岛素抵抗导致的餐后血糖升高更为显著，预混胰岛素的应用存在局限性，不作为常规推荐。

⑤ 常用的胰岛素制剂及其特点

（1）速效人胰岛素类似物

我国原国家食品药品监督管理总局批准可以用于妊娠期的速效胰岛素类似物包括门冬胰岛素、赖脯胰岛素。其特点是起效迅速、药效维持时间短。具有最强或最佳的降低餐后高血糖的作用，用于控制餐后血糖水平，不易发生低血糖。

（2）短效胰岛素

特点是起效快，剂量易于调整，可以皮下、肌内和静脉注射使用。静脉注射短效胰岛素后能使血糖迅速下降，半衰期为 5～6 分钟，故可用于抢救糖尿病酮症酸中毒。

（3）中性鱼精蛋白锌胰岛素

中性鱼精蛋白锌胰岛素（neutral protamine hagedorn，NPH）：是含有鱼精蛋白、短效胰岛素和锌离子的混悬液，只能皮下注射而不能静脉使用。注射后在组织中蛋白酶的分解作用下，将胰岛素与鱼精蛋白分离，释放出胰岛素而发挥生物学效应。其特点是起效慢，降低血糖的强度弱于短效胰岛素。

（4）长效胰岛素类似物

我国原国家食品药品监督管理总局批准可以用于妊娠期的长效胰岛素类似物为地特胰岛素。可用于控制夜间血糖、空腹血糖和餐前血糖。地特胰岛素在夜间稳定血糖水平方面优于其他基础胰岛素。

表 6-1　妊娠期常用胰岛素的制剂和作用特点（单位：小时）

胰岛素制剂	起效时间	达峰值时间	有效作用时间	最长持续时间
速效人胰岛素类似物	1/6～1/3	0.5～1.5	3～4	3～5
短效胰岛素	0.5～1	2～3	3～6	7～8
中性鱼精蛋白锌胰岛素	2～4	6～10	10～16	14～18
长效胰岛素类似物	1～2	12～16	24	24

⑥ 胰岛素的添加和调整原则

胰岛素用量个体差异较大，尚无统一标准。一般以小剂量开始，并根据病情、孕期进展及血糖值加以调整，力求控制血糖在正常水平。

※ 应根据血糖控制目标，结合孕妇体重，按照每 2～4 U 胰岛素降低 1 mmol/L 血糖的原则进行调整，妊娠合并 T1DM 妇女添加胰岛素时，应警惕低血糖的发生。

※ 妊娠中、晚期胰岛素需要量有不同程度地增加，妊娠 32～36 周达到高峰，妊娠 36 周后用量可能会有下降。因此，妊娠期胰岛素的用量应根据血糖情况及时调整。

※ 清晨高血糖产生的原因有三方面：夜间胰岛素作用不足、黎明现象（糖尿病患者在夜间血糖控制平稳无低血糖的情况下，在 3～9 时，由于激素的不平衡分泌引起的一种高血糖状态）和 Somogyi 现象（夜间出现低血糖，早餐前出现高血糖的现象，也称苏木杰现象）。前两种情况须增加睡前胰岛素的用量，而 Somogyi 现象应减少睡前胰岛素的用量。

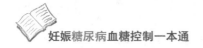

❼ 胰岛素的注射步骤

（1）准备注射需要的物品，包括胰岛素笔、足量的胰岛素、未使用过的胰岛素针、酒精棉、回收胰岛素针的专用盒子。

（2）注射前，需清水或肥皂洗手以保持洁净，减少感染机会。

（3）打开胰岛素笔，将胰岛素装入胰岛素笔。用酒精棉擦拭胰岛素笔前端，晾干。调节胰岛素刻度使胰岛素与胰岛素笔之间紧密接触没有空隙。

（4）打开胰岛素针包装并将胰岛素针安装到胰岛素笔内，旋紧。

（5）调节胰岛素笔量至 2 个单位，将针头直立朝上，轻弹以使气泡靠近针头，然后打出 2 个单位胰岛素以排出气泡。

（6）旋动胰岛素笔刻度以调好要注射的胰岛素剂量，在上臂外侧或肚脐周围或臀部外侧或大腿外侧的皮下处进行垂直（或成 80° ～ 90° 角）注射，注射需缓慢。注射后，将胰岛素笔维持当前位置约 10 秒后再拔出，以防止胰岛素过多溢出。

（7）轻轻垂直拔出胰岛素笔，将胰岛素针小心取下并放入回收专用盒子。

❽ 胰岛素使用的注意事项

※ 如胰岛素刚从冰箱中取出，需先待胰岛素至常温后，上下轻轻颠倒数次，以使胰岛素均匀分布，然后再按上面步骤排出气泡。如果操作一次后仍然存在气泡，需重复此操作，直到没有气泡为止。

※ 已经使用过的胰岛素无须再低温保存，应常温（约 25 ℃）保存。

※ 如果有血液或胰岛素从皮肤中溢出，用酒精棉轻轻擦拭即可。

⑨ 如何选择注射部位

※ 注射部位为：上臂外侧、大腿外侧、肚脐周围、臀部外侧。

※ 对胰岛素的吸收速度由快至慢依次为：肚脐周围、上臂外侧、大腿外侧、臀部外侧。

※ 具体注射部位

肚脐周围：拳头握紧盖住肚脐，这一范围内不注射，围绕拳头周围的上下左右区域进行注射。

上臂外侧：三角肌下的外、后侧，注意避开手肘和三角肌。

大腿外侧：避开腹股沟与内侧。

臀部外侧：外上 1/4 处。

应注意尽量规律性轮替注射部位，以避免肿胀与皮下组织增生（如每周一早餐前注射大腿外侧、每周二早餐前注射肚脐周围等），每个注射部位的多次注射应间隔 1 ～ 2 个食指宽度以上。

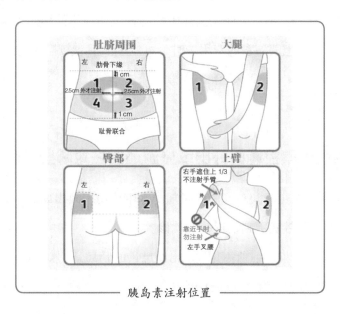

胰岛素注射位置

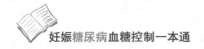

⑩ 胰岛素注射避免疼痛的技巧

※ 插入胰岛素针的速度要快。

※ 尽量不重复使用胰岛素针，每次都使用新的胰岛素针。

※ 低温注射有刺激性，应在常温下进行胰岛素注射，从低温中取出的胰岛素应室温放置至常温。

※ 注射时保持肌肉放松，注射深度为皮下脂肪组织。

※ 注射部位要轮替。

※ 牢记要排空胰岛素管内的气泡。

※ 擦拭胰岛素针头需等待酒精晾干以减少刺激。

⑪ 注射胰岛素对胎儿安全吗

若孕妇因主、客观条件无法使用胰岛素（如拒绝使用、无法安全注射胰岛素或难以负担胰岛素的费用）时，可使用二甲双胍控制血糖。

⑫ 使用胰岛素控糖时外出或旅游还需注意哪些方面

※ 应准备充足的胰岛素，同时随身携带病历，外出期间，如胰岛素已用完或丢失，可带病历到附近医院就诊。

※ 携带胰岛素注射所需用物，比如足量的胰岛素、胰岛素注射用针头、医用棉签、75％ 医用酒精或酒精棉片等。

※ 胰岛素是一种蛋白质，过冷或过热均可引起变性，影响药效。胰岛素需注意储存温度，对于没有开封的胰岛素，通常建议在 2～8℃ 的环境温度中进行保存，温度过高会使胰岛素的药效受到破坏。对于已经开封的正在使用的胰岛素，可以在室温下保存，避免阳光直射，但温度不要高于 30℃。夏天天气炎热，可以将开封的胰岛素放在保温杯、保温袋或胰岛素专用保温包内储存。

※ 开封的胰岛素使用不应超过一个月，一个月后药物可能会失效或变质。

※ 牢记胰岛素注射时间。速效胰岛素及类似物，用餐前即可注射，用餐时间更灵活方便。若使用短效胰岛素，必须在用餐前 30 分钟注射。

⑬ 乘坐飞机可以携带胰岛素吗

※ 胰岛素注射液应随身携带，切记不可办理托运。因为在托运过程中，可能会遇到零下几十摄氏度的温度，胰岛素液体可能会冷冻成结晶状，从而破坏疗效。另外，在托运的过程中可能出现剧烈震动，胰岛素属于蛋白质，剧烈的震动可能会引起胰岛素失效，影响降糖效果。

※ 飞行途中可以携带足量的胰岛素制剂以及针头，但需准备医生证明，如糖尿病诊断证明、胰岛素处方证明等。

※ 使用胰岛素泵的糖妈妈，可告知安检人员佩戴了胰岛素泵。

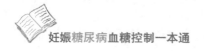

⑭ 可以使用口服药物降糖吗

若孕妇因主、客观条件无法使用若孕妇因主、客观条件无法使用若孕妇因主、客观条件无法使用。

⑮ 二甲双胍使用的适应证

（1）妊娠期糖尿病或妊娠合并 T2DM 妇女。妊娠期糖尿病孕妇在医学营养治疗和运动干预 1～2 周后，餐前血糖 ≥ 5.3 mmol/L，餐后 2 小时血糖 ≥ 6.7 mmol/L，HbA1c ≥ 5.5％；妊娠合并 T2DM 妇女在医学营养治疗和运动干预 1～2 周后，餐前血糖 ≥ 5.6 mmol/L，餐后 2 小时血糖 ≥ 7.1 mmol/L，HbA1c ≥ 6.0％。

（2）无使用二甲双胍的禁忌证。

⑯ 二甲双胍使用的禁忌证

※ 胰岛素依赖性糖尿病（T1DM）妇女。

※ 肝肾功能不全者。

※ 心力衰竭、糖尿病酮症酸中毒和急性感染者。

⑰ 二甲双胍会进入胎儿体内吗

二甲双胍可以通过胎盘进入胎儿体内，但目前尚未发现二甲双胍对子代有明确的不良作用。因此，特殊情况下可遵医嘱使用二甲双胍。需注意的是，当二甲双胍用于治疗多囊卵巢综合征及促排卵时，应在孕早期停止用药。

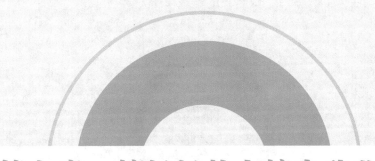

第七章　糖妈妈的血糖自我监测

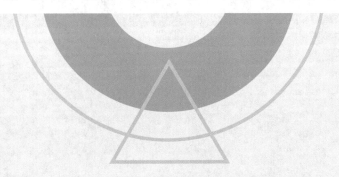

妊娠糖尿病
血糖控制一本通

RENSHEN TANGNIAOBING XUETANG KONGZHI YIBENTONG

血糖自我监测是糖尿病治疗的"五驾马车"之一。通过定期监测血糖，糖尿病妈妈可以掌握血糖的控制情况和进食对血糖的影响，同时还可以为调整膳食方案、运动方案、用药等提供科学的依据，有利于将血糖控制在理想水平，预防并发症的发生，保障母婴安全。

① 血糖控制的目标

孕期严格的血糖自我监测对改善围产儿结局非常重要，血糖监测目的是将血糖控制在适当范围内。对于妊娠期糖尿病妈妈，孕期血糖控制目标是：空腹、餐前或睡前血糖 3.3 ～ 5.3 mmol/L，餐后 1 小时血糖 < 7.8 mmol/L，餐后 2 小时血糖 4.4 ～ 6.7 mmol/L，避免夜间血糖 < 3.3 mmol/L，妊娠期 HbA1c 宜 < 5.5 %。

表 7-1　血糖控制表

血糖监测项目	GDM	PGDM
餐前血糖	≤ 5.3 mmol/L	3.3 ～ 5.3 mmol/L
餐后 2 小时血糖	≤ 6.7 mmol/L	5.6 ～ 7.1 mmol/L
HbA1c	< 5.5 %	< 6 %
夜间血糖	不低于 3.3 mmol/L	

孕前糖尿病合并妊娠的孕妈妈，妊娠早期血糖控制勿过于严格，以防低血糖发生。妊娠期血糖控制应达到以下目标：妊娠期餐前、夜间血糖及空腹血糖宜控制在 3.3 ～ 5.6 mmol/L，餐后峰值血糖 5.6 ～ 7.1 mmol/L，HbA1c < 6.0 %。但要因人而异，强调个体化，同时也要密切监测胎儿发育状况。

② 什么时间测血糖

血糖的监测时间和频率，主要根据糖尿病类型、血糖状况、治疗方案等综合因素决定。

（1）血糖控制不稳定的孕妇

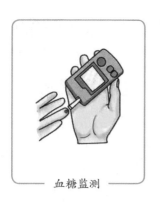

血糖监测

对新诊断的高血糖孕妇、血糖控制不理想或加用胰岛素治疗的孕妇，建议每日测量血糖 7 次，包括三餐前 30 分钟、三餐后 2 小时和夜间血糖。

睡前胰岛素应用初期、夜间低血糖发作、增加睡前胰岛素剂量，但空腹血糖仍控制不佳的情况下，加测夜间血糖，避免夜间血糖 < 3.3 mmol/L。

（2）血糖控制稳定的孕妇

A1 型：建议每周至少测量 1 次全天血糖，包括空腹血糖及 3 餐后 2 小时血糖共 4 次。

A2 型：至少每周 2～3 天监测三餐前 30 分钟、三餐后 2 小时血糖。

（3）分娩期间血糖监测

糖尿病孕妇分娩期间应每小时监测 1 次血糖，确保血糖维持在 4～7 mmol/L。对分娩期间血糖不能维持在 4～7 mmol/L 的糖尿病孕妇，可静脉输注葡萄糖和胰岛素。

③ 不同时间血糖监测的意义

（1）空腹血糖

指在隔夜空腹（至少 8～10 小时未进任何食物，饮水除外）后，早餐前采的血浆监测出的血糖值，能反映胰岛 β 细胞功能，一般表示基础胰岛素的分泌功能，是糖尿病最常用的监测指标。空腹血糖最好在清晨 6：00—8：00 监测。

如果糖妈妈睡前注射中效胰岛素（如精蛋白锌重组人胰岛素）、长效胰岛素（如甘精胰岛素），则空腹血糖意义更大，它是决定睡前中效或者长效胰岛素用量的依据。

空腹血糖为什么会增高呢？通常有两种可能：一是胰岛功能减退，不能控制肝糖原分解成血糖，导致夜间血糖持续增高；二是夜间出现低血糖，机体为了调整血糖，便产生了大量升糖激素，使血糖升高，从而反弹出现空腹高血糖。区别以上情况的办法是监测夜间血糖。

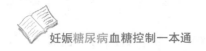

（2）餐前30分钟血糖

进餐餐前30分钟内测定，主要反映胰岛细胞分泌功能的持续性，用于治疗中的孕妈妈血糖控制情况监测。

（3）餐后2小时血糖

从吃第一口饭开始计时，2小时后的血糖水平，主要反映进餐对血糖的影响，反映胰岛素在胰岛细胞中储存的情况。餐后2小时血糖能较好地反映进食与治疗是否合适，这是空腹血糖不能反映的。餐后2小时血糖监测应注意以下事项：

※ 餐后2小时是指从吃第一口饭开始计时，不能从进餐结束后或进餐中开始计时。

※ 测定餐后2小时血糖前进食量和种类、胰岛素注射量等必须和平时一样，否则就不能了解平时血糖的控制情况了。

※ 去医院抽血检查时，等待期间不能吃东西，包括水果、零食、饮料等，不能吸烟。

（4）夜间血糖

对新诊断的高血糖孕妇、血糖控制不理想孕妇、采用胰岛素治疗的孕妇，凌晨1～3点检测血糖，可以发现夜间低血糖，也可以了解空腹高血糖是否与黎明现象或苏木杰现象有关。

4 血糖自我监测的方法

（1）方法

使用微量血糖仪监测血糖，方便、易操作。

（2）目的

家中自行监测血糖对于控制血糖在正常水平有很大帮助。

※ 家中自行监测血糖，可以了解近期平均血糖水平。

※ 将血糖值记录在表格里，是提供给医生近期血糖控制情况的重要资料。

※ 当发现血糖升高难以控制时，要及时咨询医生，可能调整治疗方案。

※ 记录血糖以及进食食物情况可以帮助辨认容易导致血糖增高的食物是哪一种。

※ 监测血糖还可以预防低血糖。

（3）主要步骤

※ 清洗并擦干双手。

※ 搓热选好的手指，加速局部的血液循环。

※ 用小针头刺破手指末端的两侧，针头不要循环使用。

※ 将一滴血滴于测试条上，等待血糖结果。由于血糖仪种类的不同，医生会教您如何使用血糖仪，并向您解释血糖仪是如何工作的。

※ 等待片刻（依据血糖仪的不同，等待时间不同），查看血糖值。

※ 在表格上记录血糖值。

（4）需要的仪器

血糖仪、针头、试纸、75％酒精、无菌消毒棉签。

（5）血糖试纸的保存

检查试纸的有效期，并将其保存在干燥阴凉的地方，避免阳光直射。

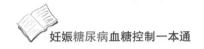

⑤ 低血糖诊断标准

可依据 Whipple 三联症确定低血糖：有低血糖症状（如头晕、心悸、冷汗等）；症状发作时血糖降低（静脉血浆葡萄糖 < 2.8 mmol/L）；给予葡萄糖或胰高血糖素等升高血糖的方法后低血糖症状迅速缓解。

妊娠期高血糖孕妇和家庭成员要学会识别低血糖的症状，并学会紧急缓解低血糖的有效措施。

⑥ 识别低血糖的征兆

怀孕早期可能比平时更易发生低血糖，施行的严格饮食控制也会增加妊娠期糖尿病妈妈低血糖发生的风险。但妊娠反调节机制的改变可能会降低孕妇低血糖的感知能力。

低血糖发生的征兆因人而异，或完全没有征兆，且血糖降低的速度要比不怀孕时更快。

低血糖的表现有：饥饿感、乏力、颤抖或震颤、出汗、易激动、感觉错乱、失去知觉、意识模糊、出现幻觉。

⑦ 低血糖的原因及危害

血糖水平低于正常值时就会发生低血糖，低血糖对于孕妈妈及胎儿都是有害的，甚至是危险的。

临床上糖尿病患者如果血糖快速下降，即使血糖高于 5 mmol/L，也可出现明显的低血糖症状，称为"低血糖反应"。一旦出现典型低血糖症状或怀疑低血糖时，应及时测定毛细血管末梢血糖值加以证实，尤其是伴有神志改变者应迅速处理，尽可能快地恢复正常血糖水平以避免不可逆转的脑损害。

为什么会发生低血糖？

※ 运动量过大。

※ 错过进餐和加餐时间。

※ 延迟进餐和加餐。

※ 食物摄入量过少。

※ 胰岛素用量过多，或使用时间不当。

⑧ 如何预防低血糖

（1）严格遵循食谱

※ 不要错过或推迟用餐。

※ 如果锻炼的话（多于 1 小时），多加一顿餐。

对于注射胰岛素的孕妇，什么时候应用胰岛素，什么时候吃饭，这两件事时间配合恰当，血糖才会很好控制。应用胰岛素时不要错过或延迟吃饭和加餐，避免影响血糖和胰岛素平衡。

（2）了解胰岛素什么时候作用最强

低血糖常常出现在胰岛素作用最强时，依赖于身体如何应用胰岛素和血糖。在胰岛素作用最强的时候要特别注意是否出现低血糖。

（3）运动时要小心，但要坚持运动

胰岛素和运动都可以降低血糖。当二者联合应用时，血糖降得很快。运动前要测血糖，如果血糖低，要吃点东西并再次测血糖，确保运动前血糖在一定的水平。要合理控制运动量、摄入饮食的能量和应用胰岛素的量。当出现低血糖症状时，立即停止运动并寻求帮助，或吃一些含糖的食物。

（4）外出的准备工作

外出时，带上胰岛素及其用具。特别是长时间外出，还应该带些含糖的食物。紧急情况下糖块效果最好。

感觉恶心、头晕目眩或劳累时要测血糖。并将不正常的血糖结果及时报告医生，便于及时更改治疗方案。

9 如何正确处理低血糖

妊娠期糖尿病孕妇应学会识别并处理低血糖症状，出现低血糖时应立即进食，推荐摄入 15 g 单糖类食物。

如果觉得发生了低血糖可以进行以下处理：

※ 用血糖仪测量血糖。

如需摄入糖分，可选择以下方案：（1）3 块糖或葡萄糖片；（2）半杯（120 mL）果汁；（3）半杯软饮（普通）；（4）2 ～ 4 茶匙的糖或蜂蜜或糖浆。

※ 15 分钟后复测血糖，如果不能复测或仍感到有低血糖的症状，再次摄入上述分量的糖分。直至血糖升至正常，或饥饿感消失。

※ 如在用餐或加餐前发生低血糖，应立即进食，或者再加一餐来缓解目前的低血糖。如果距离下次进餐时间还比较长，应继续进食牛奶、饺子

或鸡蛋等食物。

※ 任何时候若觉得不适（有低血糖的症状），有条件则应立即测血糖，无条件则应当作低血糖处理。

小贴士：随身携带 3 片葡萄糖片或糖果，以备不时之需（一片葡萄糖片 =5 g 糖分）。

---

⑩ 低血糖时推荐立即吃的糖是什么糖

低血糖时推荐立即吃"单糖"，"单糖"指不能再被水解的糖类，是可以直接被人体吸收的糖，单糖的主要代表是葡萄糖和果糖。葡萄糖自然存在于较多食物中，如蜂蜜、葡萄、西瓜等；富含果糖的食物有冬枣、榴梿、芒果、香蕉、甜瓜等。当出现低血糖时，直接服用含有单糖的食物，可以迅速纠正低血糖情况。

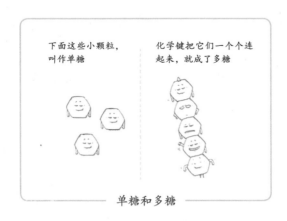

单糖和多糖

"二糖"又名双糖，由二分子的单糖通过糖苷键形成，常见的有蔗糖、麦芽糖和乳糖。

众所周知，我们吃在嘴里的米饭，越嚼会越甜，这就是米饭中有一部

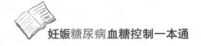

分淀粉被唾液中的酶分解成麦芽糖的缘故。淀粉要想被人体消化吸收，它就需要通过两步转化，第一步淀粉先分解成双糖（麦芽糖）；第二步，双糖继续被酶分解变成单糖，也就是葡萄糖，这个时候葡萄糖就可以直接被我们人体吸收了。

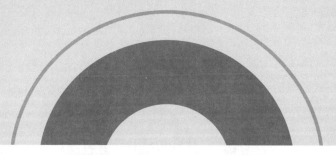

第八章　糖妈妈的心理体验与保健

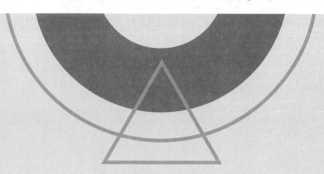

妊娠糖尿病
血糖控制一本通

RENSHEN TANGNIAOBING XUETANG KONGZHI YIBENTONG

近年来，随着生活水平的提高，人们不仅仅只关注自己的生理状况，也开始重视自己的心理需求。而对于孕产妇来说，妊娠是一次独特的生理变化，同时也伴随着心理上的改变，对于妊娠期糖尿病的妈妈们来说，面对妊娠期糖尿病这一未知的疾病，以及该疾病可能造成的影响，心理变化也更为复杂。妊娠期糖尿病会增加母婴围生期并发症，实施健康行为管理可以有效控制血糖，优化妊娠结局。但改变自身行为和生活方式、实现血糖的稳定并不简单，需要克服诸多挑战。因此，孕妈妈们的心理状况值得医护人员、孕妇家属高度关注，孕妈妈们也可以通过了解其他孕妈妈的患病体验，更好地理解自己、接纳自己，以更平稳的心态克服困难，保持孕期良好的情绪。那么，妊娠期糖尿病的妈妈们通常会出现哪些心理困扰呢？该如何保健呢？

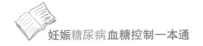

① 诊断后的初始反应与保健

对初发病的孕妈妈，因为对疾病知识的缺乏，第一次检查被诊断为妊娠期糖尿病时会感到非常惊讶、怀疑、紧张、焦虑，不知如何适应角色，也担心诊治有误。随着时间推移，孕妈妈一般会开始思考自己是否有不良生活习惯，慢慢接受事实，积极寻求治疗和控制方法。少部分从事医疗行业、有妊娠期糖尿病高危因素的孕妈妈能够很快接受现实。

此阶段，准妈妈们常常会向医护人员咨询，也会通过搜索引擎、孕妇学校、书籍等多渠道获取疾病相关信息。表现出对疾病自我管理知识的缺乏，对疾病的发病机制和病因并不清楚，不明白疾病与饮食运动的关联，无法理解自我管理对疾病控制的重要性。这时如果获得足够的有关知识，尽快科学地了解疾病及其管理方法，内心会更加平静、坦然。

② 自我管理过程中的常见体验与保健

（1）需要专业指导

如果孕妈妈对饮食与运动管理的方法不了解，在没有医护人员指导的情况下，她们往往会感到不知所措。在饮食管理上，孕妈妈难以估计日常食品中的碳水化合物含量，在用药方面，她们在使用胰岛素后可能会出现血糖过低的现象。另外，许多孕妈妈可能因自行注射胰岛素产生身体和情绪上的不适。孕妈妈如果有机会接受"糖尿病一日门诊"，在医护人员的指导下体验饮食和运动管理、血糖监测，沉浸式学习妊娠期糖尿病相关知识，对孕妈妈后期的血糖管理和心理调适将大有裨益。

（2）时间压力

孕妈妈往往会感受到来自两个方面的时间压力。一方面是立即改变的紧迫性，孕妈妈在诊断后需立即规范自身行为，改变无节制的饮食习惯，还需保持一定的运动，短时间内若未有效控制血糖则需使用药物。另一方面是来源于为每件事安排时间的压力，如医生建议饭后散步，如果工作、生活节奏很紧凑，饭后散步可能觉得比较辛苦。另外，孕妈妈还需花时间尽快学习如何合理饮食、如何监测血糖等。这种紧迫感在孕妈妈开始进行自我管理时更明显，随着时间推移，孕妈妈获得更多的医护人员和家人支持，她们逐渐掌握糖尿病管理知识与技能，血糖逐渐稳定，紧迫感将会得到改善。

（3）测量血糖的困惑

自我检测血糖是糖尿病管理的"五驾马车"之一，部分孕妈妈因为要持续工作，有时会错过血糖的测量时间。当血糖检测出现同时 2 次读数不同的情况，孕妈妈会对测量结果产生怀疑，还会因为反复测量引起对针头的恐惧，所以，准妈妈需要学会准确的手指血糖检测流程（详见第七章）。另外，为保证血糖仪的准确性，可以在去医院检测静脉血糖时，把血糖仪带到医院进行校准。

（4）焦虑

当孕妈妈严格按照营养师建议的饮食和运动方案进行调整，但血糖仍未很快达标或没有任何改变，或出现反复饥饿的情况时，会产生一定的挫败感。此时，孕妈妈应详细记录自己的饮食、运动及血糖情况，并及时寻求医护人员的帮助，寻找原因，必要时调整方案。

当孕妈妈的血糖通过饮食和运动控制后无法达标，需要使用胰岛素治疗时，也会感到沮丧，但不用对使用胰岛素过于担忧。因为胰岛素无法通

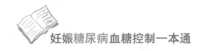

过胎盘，不会影响胎儿正常发育。另外，妊娠期糖尿病妈妈可以多和别的糖妈妈互相交流，相互听听体会、经验，互相鼓励。

❸ 逐渐适应的促进因素

（1）对胎儿的责任

为了保证胎儿健康，孕妈妈一般会严格遵守自我管理的要求，抵制油炸、奶油等食物的诱惑，坚持运动等，愿意尽自己努力去避免任何可能对胎儿产生的负面影响。孕妈妈们一般会最大限度地避免高血糖，以减少对胎儿的危害。

（2）家庭支持

在妊娠期糖尿病孕妈妈的家庭生活中，来自家人的关心、帮助和监督，如协助注射胰岛素、准备饭菜和协助改变饮食习惯、陪她们散步、陪她们产检、主动承担更多家务等，会减轻孕妈妈的负担，还能有效减轻孕妈妈在长期自我管理过程中的疲惫感，避免产生倦怠和松懈。家人尤其是丈夫在孕妈妈的日常生活中扮演着极其重要的角色，他们的帮助、陪伴和鼓励会很大程度增加孕妈妈的信心。

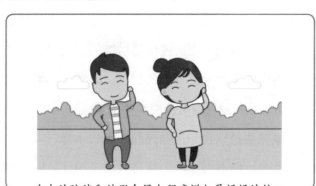

丈夫的陪伴和鼓励会很大程度增加孕妈妈的信心

（3）病友间的支持

与专业人员提供的信息相比，病友提供的亲身经历有时更具有实用价值。血糖管理情况良好的孕妈妈能为新诊断的孕妈妈做榜样。对于没有足够家庭支持的孕妈妈，更需要同伴支持来减轻她们血糖管理体验中的孤独和挫折感。孕妈妈们之间的交流不仅限于提供经验，交流本身也使孕妈妈在心理上得到理解和抚慰。

（4）对未来的期望

孕期良好的自我管理能在一定程度上预防产后发生 2 型糖尿病，孕妈妈为了避免产后发生糖尿病，更愿意学习自我监测血糖和血糖控制的方法，并希望产后一直保持健康的生活方式。

④ 远离孕期抑郁情绪

（1）什么是围生期抑郁症

围生期抑郁症（perinatal depression，PD）特指从妊娠开始至产后 4 周内发生的抑郁症，包括产前抑郁症和产后抑郁症。女性在妊娠期，躯体、心理和社会地位等方面均会发生巨大变化，妊娠期糖尿病孕妇为控制血糖，生活方式发生改变。她们往往还担忧高血糖带来的围生期并发症，面临的压力与挑战更大，更易出现焦虑、抑郁等不良情绪。这不仅对孕妇血糖控制产生不良影响，还会增加围生期感染、羊水异常、胎膜早破等并发症发生率和胎儿不良结局发生率，如早产、胎儿窘迫、新生儿低血糖等。妊娠期糖尿病孕妈妈产前抑郁应引起重视，注意预防。

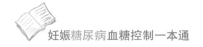

（2）为何孕期容易出现抑郁

※ 激素因素：在怀孕期间，激素的变化会影响大脑中的化学物质。这些化学物质与抑郁和焦虑有直接关系，会使人更容易焦虑和紧张。因此，当开始感觉比以往更易焦虑和抑郁时，应注意提醒自己，这些都是怀孕期间的正常反应，以免为此陷入痛苦和失望的情绪中不能自拔。

※ 遗传因素：如果有家族史或者本人有过抑郁症，怀孕的时候就更容易患上抑郁症。

※ 人际关系因素：是孕妈妈出现抑郁症的主要原因之一，通常来源于对宝宝健康的担心，与配偶的关系紧张，认为自己已无法自行解决问题，甚至认为只要孩子一出生，夫妻间的问题便会迎刃而解，事实上却更增加了夫妻关系的压力等。

※ 身体因素：糖妈妈除了需要经受普通孕妈妈的生理、心理变化外，由于自身出现糖尿病，还会对自身和宝宝的身体产生担心与忧虑，担心胎儿畸形、新生儿并发症等。此外，对饮食和胰岛素治疗要求严格，对血糖调控治疗的紧张，导致其思想负担加重，也易产生悲观失望情绪，两者都可能使糖妈妈出现抑郁的情况。

（3）孕期抑郁的表现有哪些

※ 注意力无法集中、记忆力减退、理解能力明显下降。

※ 多思多虑，总是感到焦虑、迷茫。

※ 心情压抑、苦闷、易怒。

※ 睡眠质量下降、爱做梦、醒来后仍感到疲倦。

※ 容易疲劳或有持续的疲劳感。

※ 不停地想吃东西或者毫无食欲。

※ 精力下降、对什么都不感兴趣。

※ 持续的情绪低落、情绪起伏大、喜怒无常。

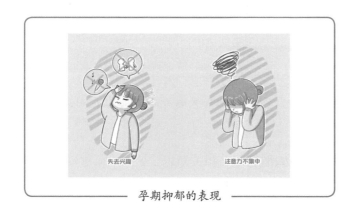

孕期抑郁的表现

（4）孕期出现抑郁症状如何处理

若发现有孕期抑郁症状，应先自我调节，放松心情，保持乐观的心态；生活规律，营养均衡，适当参加户外活动；多食新鲜的蔬菜水果；与亲人朋友多交流，同时进行孕期心理状态自我评估。家人的关心和呵护是最为重要的，应为孕妈妈创造健康舒适的家庭环境。

如果做了种种努力，但情况仍不见好转，或者已不能胜任日常工作和生活，对生活丧失兴趣或愉悦感，或者有伤害自己和他人的冲动，应立即寻求医生的帮助，接受规范的心理治疗。也可以在医生的指导下服用一些对自身和胎儿没有副作用的抗抑郁药物，以免病情延误，给孕妈妈自身和胎儿带来不良后果。医护人员、社区服务人员及其家属必须共同努力，了解孕妈妈的要求，帮助解决困难，介绍疾病的治疗过程及有关知识，针对悲观情绪，介绍成功治疗的病例，使其保持乐观的态度，树立战胜疾病的信心，消除其对心理健康的障碍，早期干预，维护母婴健康。

（5）如何保持稳定的心理状态，预防孕期抑郁

※ 孕期尽量放松心态：尽量多做一些会使自己感觉愉快的事情。每天可以出门散步或者听歌，放松身心。

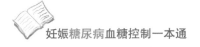

※ 与配偶多交流：保证每天有足够的时间和配偶在一起，并保持亲密的状态。

※ 积极表达情绪：向爱人和朋友们说出自己对于未来的恐惧和担忧，轻松而明确地告诉他们自身的感受。

※ 保证睡眠及营养：保证每天有充足的睡眠，可以适当做一些运动，还要注意补充营养。

※ 主动了解妊娠期糖尿病相关知识：糖妈妈可主动通过产检医生、妊娠期糖尿病专科护士、医院科普知识宣传、病友等多方面了解关于妊娠期糖尿病的相关知识，去除因"未知"而产生的恐惧感。

※ 时常自我调整：不要让生活充满挫败感，应时时注意调整自己的情绪。如果仍然时常感觉焦虑不安，可以考虑参加孕期瑜伽练习班。

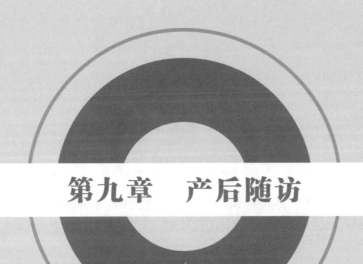

第九章　产后随访

妊娠糖尿病
血糖控制一本通

RENSHEN TANGNIAOBING XUETANG KONGZHI YIBENTONG

妊娠期糖尿病不仅影响围生期结局，还将对母婴远期健康造成威胁，是远期糖尿病、肥胖及心血管等疾病的高危因素。胎儿期的高血糖环境也使子代发生超重、肥胖、糖代谢异常的风险增加。因此，开展妊娠期糖尿病孕妈妈产后管理，早期发现、及时干预，对改善产后母婴健康状况至关重要。

① 什么时候进行产后检查

由于妊娠、分娩引起的一系列生理、病理变化以及分娩过程中的创伤，在产后经过 6 周的休养和调理，基本得到恢复。所以应在此期间进行健康检查，以便了解全身及生殖器官是否恢复到良好状态、有无疾病的形成，为以后的休养和活动提供依据。因此，产后检查一般安排在产后 42 天。

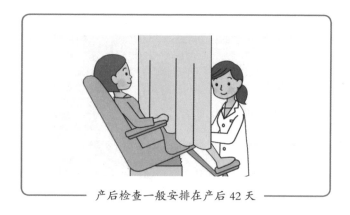

产后检查一般安排在产后 42 天

❷ 产后检查一般包括哪些内容

（1）测量血压

许多孕妇在临产时有血压升高的现象，产后经过一段时期休养，需检查是否恢复。若此时仍有血压偏高现象，应查找原因，必要时遵医嘱应用药物治疗。

（2）妇科检查

检查内容主要是子宫复原情况，以及阴道壁有无膨出，恶露有无异常，宫颈、阴道及会阴是否愈合良好等。根据检查情况，决定是否需要康复治疗，是否可以进行正常的性生活及避孕等。

（3）乳房检查

检查有无乳腺炎症、乳头皲裂以及乳汁分泌等情况，并指导正确哺乳等。

（4）进行相应的疾病检查

《妊娠期高血糖诊治指南 2022》（以下简称《指南》）推荐，所有妊娠期糖尿病孕妇在产后 4 ～ 12 周进行初次血糖随访，建议行 75 g OGTT 检查。患有妊娠期高血压疾病及慢性肾炎者，需进行尿常规及尿蛋白检查；有妊娠合并贫血及产后出血较多者，需进行血红蛋白及红细胞计数检查；如果有妊娠合并心脏病、高血压及其他妇科疾病以外的病症，还应到相关科室进行相应的检查。另外，产妇如果有自觉不适，还应及早进行相关检查，以及时治疗。

（5）其他

在进行检查的同时，医生还会对计划生育的有关知识给予指导，以便采取合理的避孕措施。

③ 糖妈妈产后能够母乳喂养吗

《指南》建议产后母乳喂养，因母乳喂养有利于增加婴儿的营养和免疫能力，增加母乳喂养次数以及延长母乳喂养时间均有助于预防妊娠期糖尿病产妇远期 T2DM 的发生。另外，糖妈妈哺乳期间可以应用二甲双胍控制血糖。

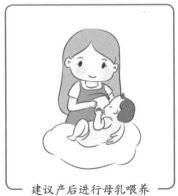

建议产后进行母乳喂养

④ 产后该怎么吃

阴道分娩产妇产后 1 小时鼓励进流质饮食或清淡半流质饮食，以后可进普通饮食。饮食应富含营养、足够热量和水分。哺乳期产妇应多进食含蛋白质的食物和汤汁类食物，同时适当补充维生素和铁剂，推荐补充铁剂 3 个月。食物应富含营养、荤素搭配，增加鱼、蛋、禽、瘦肉和海产品摄入，适当增加饮奶，多喝汤水，不宜进食辛辣、刺激食物，忌烟酒，避免喝浓茶、咖啡。

妊娠期无须胰岛素治疗的妊娠期糖尿病妈妈，可恢复正常饮食，但应避免高糖及高脂饮食。胰岛素治疗的妊娠期糖尿病妈妈，在产后降血糖药物可根据血糖监测情况酌情减量或停止使用。

⑤ 分娩后血糖就会恢复正常吗

由于分娩后胰岛素抵抗程度急剧降低，胰岛素敏感性会较快恢复到妊娠前水平，大部分孕妈妈血糖一般也会随之恢复正常。产科医生会要求妈妈在产后 4 ～ 12 周复查血糖。

⑥ 如何判断产后血糖是否正常

妊娠期糖尿病产妇的初次随访应该在产后 4 ～ 12 周进行，行75 g OGTT 测定空腹及服糖后 2 小时血糖水平，参照非妊娠人群，明确有无糖代谢异常及其种类［参考 2020 年美国糖尿病学会（ADA）《糖尿病医学诊疗标准》，详见表 9-1]。

表 9-1　非妊娠期血糖异常的分类及诊断标准

类别	空腹血糖(mmol/L)	服糖后 2 小时血糖（mmol/L）	HbA1c（%）
正常	< 5.6	< 7.8	< 5.7
糖尿病前期（糖耐量减低）	< 5.6	7.8～11.0	5.7～6.4
糖尿病前期(空腹血糖受损）	5.6～6.9	< 7.8	5.7～6.4
糖尿病	≥ 7.0	或 ≥ 11.1	≥ 6.5

注：需同时满足空腹及服糖后 2 h 血糖水平；HbA1c 表示糖化血红蛋白。

妊娠期糖尿病与产后终生的糖尿病发生风险增加有关，即使初次随访血糖正常，仍建议孕妈妈遵循健康的饮食模式，且此后每 1～3 年进行 1 次血糖检测，及时发现糖尿病及糖尿病前期，以避免或延缓发展成 2 型糖尿病。可以使用任意一种血糖评估方法，如每年监测空腹血糖和 HbA1c 水平，每 3 年监测 75 g 口服葡萄糖耐量试验。

⑦ 随访如果发现有糖尿病前期怎么办

产后随访时发现有糖尿病前期的妇女，应进行生活方式干预和（或）使用二甲双胍，以预防糖尿病的发生。有数据显示，对糖尿病前期（糖耐量减低）者进行生活方式干预及二甲双胍干预，随访 4 年时生活方式干预和二甲双胍干预分别可使糖尿病的发生率降低 53% 和 50%，随访至 10 年时两种干预措施分别使糖尿病的发生率降低 35% 和 40%。

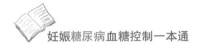

⑧ 分娩前使用胰岛素，分娩后还需使用胰岛素吗

分娩后胰岛素抵抗程度急剧降低，对于分娩前使用胰岛素的产妇，需要重新评估和调整胰岛素的需求量，通常产后最初几天胰岛素需求量约为分娩前的一半，胰岛素敏感性会在接下来的 1～2 周内恢复到妊娠前水平，血糖一般也会随之恢复正常。对于使用胰岛素的妈妈，还应特别注意在母乳喂养和作息不规律的情况下发生低血糖。

⑨ 糖妈妈如何预防子代发生糖尿病

妊娠期糖尿病产妇的子代是未来罹患代谢性疾病的危险人群。国外研究显示，妊娠期糖尿病产妇的子代发生肥胖和超重的风险是非妊娠期糖尿病产妇子代的 2 倍。国内研究显示，对妊娠期糖尿病产妇子代的 1 年随访发现，妊娠期糖尿病组子代的血糖值、胰岛素分泌量均比非妊娠期糖尿病子代高。以上研究可以看出，妊娠期糖尿病对子代的糖脂代谢都有不同程度的影响，可能会增加子代以后患肥胖和糖尿病等代谢性疾病的风险。

Gunderson 等的一项前瞻性研究发现，对妊娠期糖尿病产妇子代从出生到 1 岁进行纯母乳喂养，可以控制婴儿体重增长速度，持续时间较长的母乳喂养可以使超重发生率降低 25％～50％，患 2 型糖尿病的概率降低 50％～76％。赵亚玲等的一项回顾性研究发现，纯母乳喂养组、部分母乳喂养组儿童期的 BMI 和超重发生率均低于人工喂养组。且纯母乳喂养组儿童的超重发生率随着喂养时间的延长而降低。早期进行母乳喂养，尤其是纯母乳喂养可以降低儿童期超重发生率，母乳喂养持续时间延长

6～12个月，能有效降低妊娠期糖尿病产妇其子代在儿童期发生肥胖的风险。

因此，对于妊娠期糖尿病者的子代，出生后提倡母乳喂养，尤其是出生后半年，提倡纯母乳喂养，这种早期干预将可能对预防妊娠期糖尿病子代儿童期、青春期及成年期肥胖的发生起到重要作用。

⑩ 妈妈分娩后如何预防发展为 2 型糖尿病

20％～50％的妊娠期糖尿病产妇在 3～5 年内会发展为 2 型糖尿病，70％的妊娠期糖尿病产妇在 10 年或更长时间内发展为 2 型糖尿病。2 型糖尿病的一级预防指在一般人群中开展健康教育，提高人群对糖尿病防治的知晓度和参与度，倡导合理膳食、控制体重、适量运动、限盐、控烟、限酒、心理平衡的健康生活方式，提高社区人群的糖尿病防治意识。女性分娩后要落实一级预防，预防发展为 2 型糖尿病。

另外，鼓励坚持母乳喂养，非母乳喂养也是妊娠期糖尿病孕妇产后发展为 2 型糖尿病的重要因素。产妇产后体内的葡萄糖多用于提供乳汁分泌所需的能量，还可用于供应乳糖合成的基质。因此，母乳喂养过程中能量会被不断消耗，进而降低产后糖尿病发生率。

产后锻炼的时间也与妊娠期糖尿病妈妈产后发展为 2 型糖尿病密切相关。产后锻炼可加快骨骼肌细胞摄取及吸收葡萄糖作为产后锻炼所需的能量，从而避免体重大幅度增加，并降低机体血糖水平。

对于存在糖尿病家族史的妊娠期糖尿病孕妈妈，要高度重视 2 型糖尿病的预防，在加强孕期检查，积极控制孕期 BMI，检查结果异常尽早采取

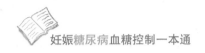

针对性干预措施的同时，在产后应坚持母乳喂养，加强产后锻炼，以预防产后2型糖尿病发生。

⑪ **产后随访如果诊断为糖尿病前期，该如何应对**

糖尿病前期患者应通过饮食控制和运动以降低糖尿病的发生风险，并定期随访及给予社会心理支持，以确保患者的生活方式改变能够长期坚持下来。定期检查血糖，同时密切关注其他心血管危险因素（如吸烟、高血压、血脂异常等），并给予适当的干预措施。具体目标为：

（1）使超重或肥胖者BMI下降到或接近24，或体重至少下降7%。

（2）每日饮食总热量至少减少400～500 kcal（1 kcal=4.184 kJ）。

（3）饱和脂肪酸摄入占总脂肪酸摄入的30%以下。

（4）中等强度体力活动至少保持在每周150分钟。

⑫ **产妇产后的心理变化**

产妇经历分娩的疼痛、焦虑、喜悦后，其生理、家庭和社会角色等发生一系列变化，产妇逐步适应母亲的角色转变。产妇心理变化一般包括以下3个阶段。

（1）依赖期

依赖期（产后3天）：表现为大部分妈妈通过别人的关心、帮助来满足心理需求，如对分娩过程的关心，对新生儿的关心，对分娩后疼痛缓解、营养与卫生需求的满足等。此时，家人的角色尤为重要，在呵护新生儿的同时，切勿忽略妈妈的感受。可以在医护人员指导下，给予母亲充足的营养，保障母亲睡眠，协助母亲与新生儿间的互动活动，一起照顾新生儿，如早期开奶、哺乳、目视、开展袋鼠式护理等，促进良好亲子关系的建立。

（2）依赖 – 独立期

依赖 – 独立期（产后 4 ～ 14 天）：妈妈出现较为独立的行为，如主动学习哺乳、给宝宝沐浴等技巧。但这段时期由于糖皮质激素和甲状腺素处于低水平，妈妈容易发生产后抑郁。此时，家人的帮助很重要，要相互支持，互相分工，预防或帮助妈妈走出产后抑郁。

（3）独立期

独立期（产后 2 周至 1 个月）：此时产妇、家属、婴儿已相互适应，形成新的生活状态。此期间也是妈妈发生产后抑郁的高峰期，家人要关注妈妈的情绪，夫妻双方应协商孩子哺育及抚养的细节问题，承担家庭关系中的各自角色。

⑬ 什么是产后抑郁症

产后抑郁症（postpartum depression，PPD）是临床分娩中的最常见并发症。美国心理协会 2013 年第 5 版《精神疾病诊断和统计手册》中将产后抑郁症定义为分娩后 4 周内发生的任何抑郁症，通常表现为短暂的情绪不稳定、失眠、行为紊乱、易怒和激动。

在初产妇中，产后抑郁的发生率达 50% ～ 80%。产后抑郁一般在产后 3 ～ 5 天出现，1 ～ 2 周内消失，无须治疗。这其中只有很少产妇会患

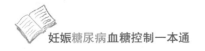
上产后抑郁症，多在产后 2 周内发病，产后 4～6 周症状明显。产后抑郁症以情绪持续低落为基本特征，伴随疲乏、睡眠障碍、食欲下降、注意力下降和自我孤立等症状，产生焦虑、悲伤、烦躁情绪，甚至出现自杀倾向等。产后抑郁不仅危害产妇的身心健康，还会损害婴儿的长期生长发育。据统计，我国产后抑郁平均发生率高达 21.0％，且有逐年上升趋势。

⑭ 产后抑郁症的影响因素及表现

产后抑郁症是产后常见病症，通常与激素改变、社会角色变化、照顾婴儿疲累等有关。表现为食欲减退、失落、绝望、头晕乏力、情绪悲观等，甚至可能会出现伤害婴儿等行为，容易造成产妇身心损害，影响下一代亲密关系的培养。该症光靠产妇自己和家人的照料无法缓解，必须通过长时间持续的治疗才可能恢复。

产生原因可能是分娩前心理准备不足、产后适应不良、照顾婴儿过于疲劳、睡眠不足、夫妻关系不和、缺乏社会支持等，表现为食欲不振、情绪低落、兴趣和愉快感消失、疲乏无力等。

⑮ 如何战胜产后抑郁

要战胜产后抑郁，家人的帮助尤为重要，要相互支持，要更多地与产妇交流沟通，倾听产妇的倾诉并积极安慰，互相分工，保障产妇充足的睡眠时间，让产妇有时间适当运动、听听平时喜欢的音乐等，必要时也可以求助心理医生，帮助她们走出产后抑郁。

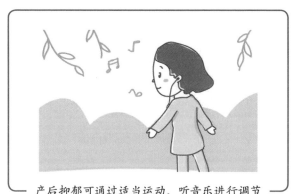

产后抑郁可通过适当运动、听音乐进行调节

这其中，家人的关心和呵护是最为重要的。为产妇创造健康舒适的产后环境，会使她享受到亲情，体验到爱心。如果产妇只是产后的情绪波动，就鼓励其放松心情，等待身体对激素水平变化的重新适应；不要用传统的方式要求产妇，如不能下地、不能出门、不能干活，连电视都不能看，这反而会使新妈妈感觉到生活的乏味单调，加剧抑郁情绪。如果抑郁症已经比较严重，一定要求助医生，必要时进行药物治疗，千万不可讳疾忌医，否则病情加重，可能造成不可挽回的损失。妈妈要珍惜每一个睡眠机会，创造各种条件让自己睡觉，睡眠能带来好的心情。也可以进行适度的运动，做适量的家务，这有助于转移注意力，不再将关注点集中在孩子及烦心的事上，保持心情愉悦。

现阶段医疗水平下，产后抑郁症的治疗依然以药物治疗为主，但其疗效个体差异明显，起效缓慢，且对于需为婴儿哺乳的产妇来说副作用较多。因此，非药物疗法逐渐走进大众视野，并以其依从性高、副作用小、疗效

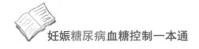

显著等优点获得众多医护人员和产后抑郁症患者的高度认可。

产后抑郁症的发生与社会心理、躯体疾病、遗传、内分泌等多种因素有关，除了采用药物行对症治疗外，还应辅助心理干预与物理疗法，此举能帮助患者建立生活目标，重建生活信心。

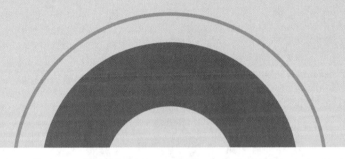

第十章 糖妈妈关心的常见问题

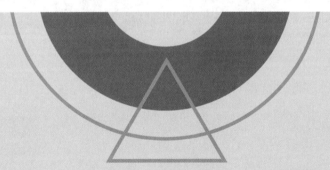

妊娠糖尿病
血糖控制一本通

RENSHEN TANGNIAOBING XUETANG KONGZHI YIBENTONG

① 什么是孕早期、孕中期、孕晚期

（1）孕早期

孕早期是指从末次月经的第一天算起，到怀孕满 12 周。这个时间段是宝宝发育的关键时期，而且宝宝在宫腔内还不是很稳定，如果受到一些有害因素的影响就容易出现流产、死胎、胎儿发育畸形等异常妊娠结局。

（2）孕中期

孕中期是指从怀孕 13 周开始到怀孕满 27 周。在这个时间段内，宝宝在宫腔内比较稳定，发育速度明显加快，孕妇需要摄入更多的营养物质来保证宝宝的发育。

（3）孕晚期

孕晚期是指怀孕 28 周开始到妊娠结束。

② 为什么要重视妊娠期血糖管理

妊娠期高血糖属于高危妊娠，如果母体患有糖尿病，胎儿处在母体的高血糖环境中，会刺激胎儿胰腺分泌更多胰岛素，导致高胰岛素血症，胎儿脂肪细胞增加，分娩时为巨大儿的概率增大，围生期并发症增多，并且子代发生肥胖、糖耐量减低和糖尿病的概率增大，影响母婴健康。因此，要重视妊娠期血糖管理。

③ 妊娠期糖尿病为什么容易分娩巨大儿

巨大儿指出生体重达到或超过 4000 g 的胎儿。妊娠期糖尿病妈妈分娩巨大儿的概率高达 25% ～ 42%，其原因是孕妇血糖高，胎儿长期处于母体高血糖的环境中，刺激胎儿产生高胰岛素血症，胰岛素可促进蛋白质、脂肪的合成和抑制分解，从而导致胎儿躯体过度发育，脂肪皮下积聚，体重过度增长。

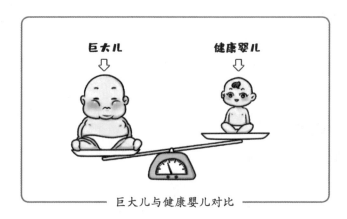

巨大儿与健康婴儿对比

④ 为什么妊娠早中期的空腹血糖水平较未怀孕时低

通过胎盘从母体获取葡萄糖是胎儿能量的主要来源。在妊娠早中期，随着孕周增加，胎儿对营养物质的需求量增加，胎儿从母体获取的葡萄糖增加。另外，还存在孕期肾血浆流量及肾小球源过率均增加，但肾小管对糖的再吸收率不能相应增加，部分孕妈妈排糖量增加等原因，使得孕妇血浆葡萄糖水平随妊娠进展而降低。因此，孕妈妈空腹血糖较非孕妇低，这也是孕妈妈长时间空腹易发生低血糖的原因。

⑤ 为什么妊娠中晚期易出现妊娠期糖尿病

在妊娠中晚期，孕妇体内抗胰岛素样物质增加，如胎盘生乳素、雌激素、孕酮、皮质醇和胎盘胰岛素酶等，使孕妇对胰岛素的敏感性随孕周增加而下降，为维持正常糖代谢水平，胰岛素需求量必须相应增加。对于胰岛素分泌受限的孕妈妈，妊娠期不能正常代偿这一生理变化，导致血糖升高，从而使原有糖尿病加重或出现妊娠期糖尿病。

⑥ 糖妈妈多久产检一次

通常来说，妊娠期糖尿病孕妈妈在 36 周前每 1～2 周产检一次，36周后每周产检一次。

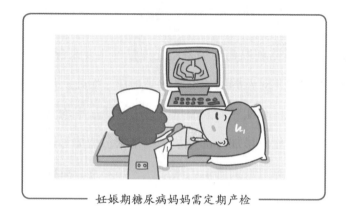

妊娠期糖尿病妈妈需定期产检

❼ 患妊娠期糖尿病以后一定会得糖尿病吗

不一定，但患过妊娠期糖尿病的产妇，下次怀孕患妊娠期糖尿病的可能性接近 1/3，风险大大增加。妊娠期糖尿病史、糖尿病家族史、BMI 高、巨大儿分娩史等均是妊娠期糖尿病的高危因素。另外，妊娠期糖尿病产妇产后在日常生活中发展为 2 型糖尿病的风险也会增加。因此，即使是分娩后，也要继续保持良好的饮食生活习惯并进行适当的锻炼，注意定期复查血糖情况，避免或延缓发展为慢性糖尿病。

❽ 下次怀孕要注意什么吗

妊娠期糖尿病的女性，假如想再次怀孕，建议在孕前 3 个月检测血糖，确保血糖正常。如果血糖高于正常值，可能已经发展成 2 型糖尿病了。那么，需要在怀孕前将血糖控制到正常范围，避免孕早期高血糖（最初 10 周），因为这可能影响胎儿的身体和器官发育。

如果已经怀孕，要让医生知道以前患有妊娠期糖尿病的病史，在首次产检时（妊娠早期）进行妊娠期糖尿病筛查，尽早进行饮食与运动管理，尽量预防此次发生妊娠期糖尿病。

⑨ 为什么要查甲状腺功能

糖尿病孕妇甲状腺功能障碍的发生率更高，是非糖尿病孕妇的 3 倍，尤其是在妊娠前 3 个月和产后 1 年内。

甲状腺功能异常会影响血糖控制。甲状腺激素水平升高会增加高血糖的发生风险，当甲状腺功能亢进时，胰岛素降解速率增加，胰岛素半衰期降低，从而导致血糖异常升高。甲状腺功能减退也可能对糖尿病患者的血糖控制产生不利影响。因此，妊娠期高血糖的妈妈需要做甲状腺功能的筛查。

⑩ 如何预防细菌性阴道病

首先，要培养良好的卫生习惯，家居通风，衣着舒适，穿着棉质内衣裤，勤洗澡和更衣，内衣裤要分开清洗并日光暴晒。其次，要避免过于辛劳，均衡饮食，适当运动，增强机体抵抗力。另外，控制血糖达标也是预防细菌性阴道病的主要手段。如果孕妈妈出现感染征兆，应及时就医。

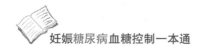

⑪ 警惕并发症：糖尿病酮症酸中毒

糖尿病酮症酸中毒（diabetic ketoacidosis，DKA）是糖妈妈的严重并发症，1型糖尿病和2型糖尿病合并妊娠的孕妈妈在孕产期更容易并发DKA。当孕妇的糖代谢发生严重障碍时，脂肪分解增加，酮体生成增多，体内血酮体浓度超过肾阈值（70 g/L），就会产生酮尿，妊娠期尿酮体升高与DKA的发生有关。

DKA的诱因包括：妊娠期间漏诊、糖尿病未及时诊断或治疗、胰岛素治疗不规范、饮食控制不合理、产程中和手术前后出现应激状态、合并感染、应用糖皮质激素等。

⑫ 如何早期识别糖尿病酮症酸中毒

防治DKA的关键在于早期识别，如果出现不明原因的恶心、呕吐、乏力、口渴、多饮、多尿等症状并伴高血糖，要及时监测血、尿酮体水平，及时就医，高度警惕DKA的发生。另外，一般当随机血糖水平＞11.1 mmol/L时，建议监测尿酮体和血酮体，出现酮症时建议行血气分析明确诊断。

⑬ 剖宫产还是顺产

糖尿病本身不是选择剖宫产分娩的指征，选择剖宫产还是顺产应根据母婴状况决定。糖尿病伴严重微血管病变或其他产科手术指征时可行择期剖宫产术分娩，血糖控制不理想且超声检查估计胎儿体质量 ≥ 4000 g 者，可以放宽剖宫产指征。

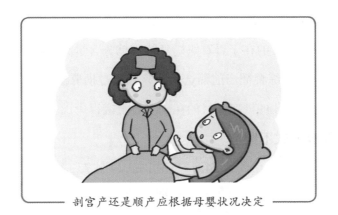

剖宫产还是顺产应根据母婴状况决定

⑭ 怀孕到多少周分娩

※ A1 型妊娠期糖尿病孕妇经饮食和运动管理后，血糖控制良好者：推荐在妊娠 40 ～ 41 周终止妊娠。

※ A2 型妊娠期糖尿病需要胰岛素治疗且血糖控制良好者：推荐在妊娠 39 ～ 39 周 +6 天终止妊娠。

※ 孕前糖尿病合并妊娠者，血糖控制满意且无其他母婴并发症者：推荐在妊娠 39 ～ 39 周 +6 天终止妊娠。

※ 孕前糖尿病合并妊娠者，伴血管病变、血糖控制不佳或有不良产史者：终止妊娠时机应个体化处理。

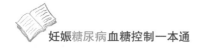

⑮ 如何区分糖筛和唐筛

（1）含义和目的不同

糖筛：指妊娠期糖尿病筛查，妊娠之后首次发现或首次发病的糖尿病，为妊娠期糖尿病。目的在于看看妈妈身体中糖分含量高不高。

唐筛：指唐氏综合征产前筛选检查，是通过抽取孕妇的血清，检测计算生出先天缺陷胎儿的概率。目的在于看看宝宝得唐氏征的概率。

（2）检查方式不同

糖筛：是孕妈妈在怀孕 24～28 周时，口服 75 g 糖进行糖耐量试验，测量服糖后一个小时和两个小时的血糖值。如果血糖含量超过正常值，可能会诊断为妊娠期糖尿病。

唐筛：是通过抽取孕妇少量静脉血，分离血清后测定孕妇血清中的生化指标，如人绒毛膜促性腺激素、母体血清中甲胎蛋白、游离雌三醇等。还要根据孕妇的年龄、体重等来判断胎儿是否有患唐氏综合征的风险，如果为高风险要进一步采取无创 DNA 产前检测或者羊水穿刺确认胎儿染色体是否正常。

（3）检查范围不同

糖筛：主要检查准妈妈的血糖情况，排查妈妈是否患有妊娠期糖尿病。

唐筛：主要筛查胎儿染色体异常的风险，如 21 号、18 号和 13 号三条染色体，筛查胎儿是否患有唐氏综合征这类先天性疾病，唐氏综合征主要表现为智力低下、生长发育异常、身体畸形等症状。

（4）检查时间不同

糖筛：有糖尿病家族史、肥胖等高危因素的孕妈妈，应该提前到怀孕 20 周进行，其他准妈妈在怀孕 24～28 周进行糖筛。

唐筛：怀孕 15～20 周，是做唐氏筛查的最佳时间。

（5）注意事项不同

糖筛：筛查前空腹 8 ～ 12 小时。

唐筛：无须空腹。

（6）后续程序不同

糖筛：血糖值 ≥ 7.8 mmol 为糖筛查异常，需要进一步进行葡萄糖耐量试验。

唐筛：危险性低于 1/270，表示胎儿出现唐氏征的概率较低；危险性高于 1/270，表示胎儿出现唐氏征的概率较高，应该进一步做羊水穿刺或绒毛检查。

（7）高危人群不同

糖筛：肥胖、一级亲属患有 2 型糖尿病、冠心病史、慢性高血压、妊娠期糖尿病史或巨大儿分娩史、孕早期空腹尿糖反复阳性、年龄＞ 45 岁、高密度脂蛋白＜ mmol/L 和（或）三酰甘油＞ 2.8 mmol/L 等。

唐筛：34 岁以下的年轻孕妇都应该进行唐筛检查，对于超过 34 岁的高龄孕妇、家族有唐氏综合征患者的女性，应该直接进行羊水穿刺或绒毛检查。

⑯ 为什么特别瘦也会得糖尿病

肥胖只是妊娠期糖尿病的一个高危因素，还有其他高危因素，如慢性高血压、糖尿病家族史、多囊卵巢综合征、高龄妊娠、冠心病史等，所以有些较瘦的孕妈妈也会患妊娠期糖尿病。是否患妊娠期糖尿病，常规通过口服葡萄糖耐量试验（OGTT）检查来诊断。

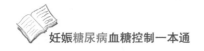

⑰ 糖尿病会不会遗传给下一代

糖尿病的发病机制与遗传因素、环境因素、免疫因素等多方面有关，且它遗传的不是糖尿病本身，而是糖尿病的易感性。也就是说，糖尿病患者的后代未必一定会得糖尿病，但患病的概率更高。因此，孕妈妈在妊娠期做好血糖管理，避免胎儿体重过度增长发展为巨大儿很重要。孩子出生后，应坚持母乳喂养，因为母乳喂养不仅可以预防妈妈产后 2 型糖尿病的发生，还可以降低孩子未来肥胖和糖尿病的发生率。另外，注意孩子的饮食生活方式，加强体育锻炼，尽量避免或延缓孩子加入 2 型糖尿病人群。

⑱ 孩子出生后什么情况可能需转入新生儿监护室

糖尿病孕妇分娩的新生儿未满 24 小时、血糖水平未维持在理想状态或喂养情况不佳时，不建议出院。

若新生儿出现以下情况，需要转入新生儿监护室：

（1）低血糖伴有异常临床指征。

（2）呼吸窘迫。

（3）心脏代谢失调指征，提示先天性心脏病、心肌病。

（4）新生儿脑病指征。

（5）红细胞增多症且可能需要交换输血。

（6）需要静脉输液。

（7）需要管饲（除非产后病房能提供充分支持）。

（8）黄疸需要光疗和频繁监测高胆红素血症。

（9）妊娠 34 周前出生，或妊娠 34～36 周出生后经过评估需要入住新生儿监护室。

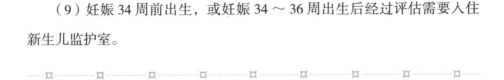

⑲ 什么是新生儿低血糖

新生儿经历从宫内到宫外的环境改变，血糖水平容易产生较大波动。脐带结扎后新生儿不再接受母体血糖的供应，生后 1～4 小时内因暂时性的自身胰岛素水平偏高，若未及时建立有效喂养，容易发生过渡期低血糖，血糖在 1.5～2.6 mmol/L，常在生后 1 小时达到过渡期最低血糖水平。

表 10-1　新生儿低血糖相关定义

项目	定义描述
过渡期低血糖	生后 1～4 小时内血糖水平在 1.5～2.6 mmol/L，且无低血糖症状
反复低血糖	连续超过 3 次监测血糖水平 < 2.6 mmol/L（包括常规监测及经临床干预后 30 分钟复测血糖水平）
持续低血糖	低血糖持续时间超过 48 小时
严重低血糖	存在以下情况之一： （1）血糖水平 < 1.5 mmol/L； （2）葡萄糖输注率 ≥ 8 mg/（kg·min），仍存在反复或持续性低血糖； （3）需要药物治疗的新生儿低血糖
症状性低血糖	出现低血糖相关临床表现，同时监测血糖水平 < 2.6 mmol/L
新生儿低血糖	血糖水平 < 2.6 mmol/L

㉕ 新生儿低血糖的临床表现

无症状性新生儿低血糖的发生率是症状性新生儿低血糖的 10 ～ 20 倍。新生儿低血糖的临床表现缺乏特异性，主要包括交感神经兴奋性增高所致的症状和体征，如出汗、脸色苍白、激惹、饥饿、肢体抖动（震颤）、呼吸不规则、心动过速和呕吐等；以及中枢神经系统葡萄糖缺乏所致的症状和体征，如呼吸暂停、喂养困难、肌张力低下、哭声弱或高尖、惊厥、意识水平变化（如淡漠、嗜睡、昏迷）等。交感神经兴奋性增高的临床表现出现更早，而出现中枢神经系统葡萄糖缺乏症状时的血糖水平会更低。其他低血糖的非特异性临床表现还包括发绀、窒息、低体温、心动过缓、气促等，易与新生儿其他疾病的临床表现混淆，一旦出现异常情况需要及时监测血糖。

㉑ 低血糖高危儿生后的早期预防

严重持续的新生儿低血糖会导致不可逆的神经系统损伤，妊娠糖尿病妈妈的宝宝是发生新生儿低血糖的高危人群，早期预防可有效降低新生儿低血糖及低血糖所致脑损伤的发生率，意义重大。我们该从哪些方面实现早期预防呢？

（1）生后尽早且不少于1小时的母婴皮肤接触和早吸吮、早开奶

生后尽早母婴皮肤接触可以稳定新生儿血糖水平，预防新生儿低血糖事件的发生。尽早开奶或人工喂养是预防新生儿低血糖的首要策略，在母婴情况稳定时，建议糖尿病妈妈产后尽快哺乳（30分钟内），因为尽早吮吸可以促进乳汁分泌，母乳可以升高血糖，同时有效的吮吸可通过神经－

内分泌系统刺激宝宝体内儿茶酚胺类激素分泌，使血糖升高。另外，可通过哺乳时的吮吸力度及节律性评估宝宝的健康状态。

（2）鼓励母乳喂养

母乳不足时可补充配方奶，以保证稳定的葡萄糖供应，不推荐糖水喂养。

（3）频繁哺乳

生后第一天，喂养间隔时间 ≤ 3 小时（每 2 ~ 3 小时喂养母乳或配方奶一次）。

㉒ 监测新生儿血糖及目标值

（1）血糖监测时间

※ 初次喂养后（出生后 1.5 小时内）。

※ 出生 24 小时内每 3 ~ 6 小时监测喂养前血糖。

※ 有低血糖症状的新生儿需随时监测血糖。

（2）监测目标值及低血糖的处理

新生儿血糖的目标值为出生后 4 小时内血糖水平 ≥ 2.2 mmol/L，24 小时内血糖水平 ≥ 2.6 mmol/L。

如血糖水平低于目标值，同时存在低血糖症状，需要及时转诊新生儿科治疗。

如血糖水平低于目标值，无低血糖症状，应立即给予高浓度葡萄糖并喂食母乳或配方奶，30 分钟后复测血糖。复测达到目标值，此后可按正常流程监测血糖。如仍低于目标值，重复上一过程，30 分钟后复测血糖，如仍低于目标值，及时转诊新生儿科治疗。

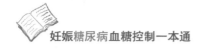
㉓ 外出或旅游的注意事项有哪些

（1）携带物品的准备

※ 准备一些糖果、点心，以备发生低血糖时自救。

※ 了解途经城市和目的地的天气，准备舒适的衣物。

※ 适量的食物和水。

※ 血糖自我监测所需用物，包括足量测血糖用针头、血糖仪、血糖试纸、医用棉签、75％医用酒精或酒精棉片等。使用瞬感动态血糖仪者，需根据旅游时长携带足量的探头。

（2）饮食方面

※ 按时、规律进餐，避免长时间处于饥饿状态，以免发生低血糖；也要避免暴饮暴食，以免血糖迅速、过度升高。

※ 进餐时，因浓汤含有大量的淀粉和油脂，建议避免食用。鸡皮、鸭皮、肥肉等油脂含量高的食物，建议先剔除再食用。

※ 水果的选择：如果想吃水果，可作为加餐放在两餐之间。建议直接吃水果，而不是果汁，果汁的升糖指数比水果高很多。另外，建议选择升糖指数较低的水果，尽量避免升糖指数高的水果，如西瓜、荔枝、哈密瓜、龙眼、桂圆、香蕉、榴莲等。

（3）运动方面

在旅途中，运动量尽可能保持和平时接近的程度，避免剧烈运动或有危险的运动等。若感觉疲劳，及时调整休息时间，注意劳逸结合。

（4）血糖监测方面

外出旅游时，饮食和运动较平日发生改变，应加强血糖监测，按血糖值调整饮食和运动量。

附录1　不同能量每日餐食举例

每日能量摄入总量 1800 kcal 的一日三餐

餐次	食品	调料
早餐	玉米面条 50 g、水煮鸡蛋 1 个、拍黄瓜 100 g	菜籽油 5 mL、碘盐 1 g
加餐	无糖豆浆 300 mL、核桃仁 2 个、苹果 100 g	
中餐	杂粮饭（黑米 35 g、大米 30 g） 红椒炒猪肝（红椒 50 g、猪肝 30 g） 苦瓜炒肉（苦瓜 50 g、猪肉 30 g） 白灼菜心（油菜心 100 g）	菜籽油 10 mL、碘盐 2 g
加餐	蓝莓 80 g、低脂牛奶 200 mL	
晚餐	杂粮饭（糙米 30 g、大米 35 g） 芦笋炒虾仁（芦笋 50 g、虾仁 60 g、胡萝卜 30 g） 口蘑娃娃菜（口蘑 30 g、娃娃菜 100 g）	
加餐	燕麦片 25 g、低脂牛奶 200 mL	

每日能量摄入总量 2100 kcal 的一日三餐

餐次	食品	调料
早餐	荞麦面条 50 g、水煮鸡蛋 1 个 白生菜 100 g、开心果 10 个	菜籽油 6 mL、碘盐 1 g
加餐	无糖馒头 35 g、无糖豆浆 300 mL、草莓 150 g	
中餐	杂粮饭（燕麦米 30 g、大米 30 g） 西红柿烩鱼片（西红柿 200 g、草鱼片 100 g） 地三鲜（洋葱 50 g、茄子 50 g、土豆 100 g）	菜籽油 12 mL、碘盐 2 g
加餐	水饺 3 个、橙子 100 g、脱脂牛奶 250 mL	
晚餐	杂粮饭（小米 30 g、大米 30 g） 西蓝花炒肉（西蓝花 100 g、猪肉 50 g） 彩椒金针菇炒肉（彩椒 50 g、金针菇 100 g、鸡胸肉 50 g）	菜籽油 12 mL、碘盐 2 g
加餐	燕麦片 25 g、脱脂牛奶 250 mL	

附录2　妊娠期高血糖孕妇每日各类食物的推荐摄入量（kcal）

妊娠期高血糖孕妇每日各类食物的推荐摄入量

食物种类	推荐每日能量摄入总量			
	1600 kcal	1800 kcal	2000 kcal	2200 kcal
谷薯类	800	900	920	1000
蔬菜类	90	90	140	200
水果类	90	90	90	100
奶制品	180	270	270	270
肉蛋豆类	270	270	360	360
油、坚果类	170	180	220	270
合计	1600	1800	2000	2200

附录3　妊娠期高血糖孕妇推荐的食物交换份

妊娠期高血糖孕妇推荐的食物交换份

食物种类	推荐摄入食物交换份				
	1600 kcal	1800 kcal	2000 kcal	2200 kcal	2400 kcal
谷薯类（量）/（份）	4.5 两 /9 份	5 两 /10 份	5 两 /10 份	5.5 两 /11 份	6 两 /12 份
蔬菜类	1	1	1.5	2	2
水果类	1	1	1	1	2
奶制品	2	3	3	3	3
肉蛋豆类	3	3	4	4	4
油、坚果类	2	3	2.5	3	3
合计	18	20	22	24	26

注：每份能提供 90 kcal 的能量。

附录 4　常见食物的升糖指数

一、糖类

食物名称	升糖指数	食物名称	升糖指数	食物名称	升糖指数
葡萄糖	100	乳糖	46	巧克力	49
绵白糖	84	麦芽糖	105	方糖	65
蔗糖	65	蜂蜜	73		
果糖	23	胶质软糖	80		

二、谷类及制品

食物名称	升糖指数	食物名称	升糖指数	食物名称	升糖指数
烙饼	80	面条（强化蛋白质、细煮）	27	馒头（全麦粉）	82
油条	75	面条（全麦粉、细）	37	馒头（精制小麦粉）	85
稻麸	19	面条（白细、煮）	41	馒头（富强粉）	88
米粉	54	面条（硬质小麦粉、细煮）	55	大米饭（籼米、糙米）	71
大米粥	69	面条（小麦粉、硬、扁粗）	46	大米饭（粳米、糙米）	78
小麦（整粒煮）	41	面条（硬质小麦粉、加鸡蛋、粗）	49	大米饭（籼米、精米）	82
粗麦粉（蒸）	65	面条（硬质小麦粉、细）	55	大米饭（粳米、精米）	90
大麦（整粒、煮）	25	面条（挂面、全麦粉）	57	黏米饭（含直链淀粉高、煮）	50
玉米（甜、煮）	55	面条（挂面、精制小麦粉）	55	黏米饭（含直链淀粉低、煮）	88
黑麦（整粒、煮）	34	线面条（实心、细）	35	黑米饭	55
燕麦麸	55	通心面（管状、粗）	45	速冻米饭	87
莜麦饭（整粒）	49	荞麦面条	59	糯米饭	87
糜子饭（整粒）	72	意大利面（精制面粉）	49	大米糯米粥	65
燕麦饭（整粒）	42	意大利面（全麦）	48	黑米粥	42
荞麦（黄）	54	乌冬面	55	小米（煮）	71
大麦粉	66	荞麦面馒头	67	小米粥	60
饼干（小麦片）	69	玉米饼	46	即食燕麦粥	79
薄煎饼（美式）	52	玉米面（粗粉、煮）	68	燕麦片粥	55
米饼	82	面包（未发酵小麦）	70	白面包	75
印度卷饼	62	全麦（全麦面包）	74		

三、薯类、淀粉及制品

食物名称	升糖指数	食物名称	升糖指数	食物名称	升糖指数
马铃薯	62	马铃薯片（油炸）	60	藕粉	33
马铃薯（煮）	66	马铃薯泥	87	粉丝汤（豌豆）	32
马铃薯（烤）	60	马铃薯粉条	13.6	苕粉	35
马铃薯（蒸）	65	马铃薯（烧烤、无油脂）	85	甘薯（山芋）	54
马铃薯（微波炉烤）	82	炸薯条	60	甘薯（红、煮）	77

四、豆类及制品

食物名称	升糖指数	食物名称	升糖指数	食物名称	升糖指数
黄豆（浸泡、煮）	18	绿豆	27	利马豆（棉豆）	31
黄豆（罐头）	14	蚕豆（五香）	17	青刀豆	39
豆腐（炖）	32	扁豆	38	黑豆	42
豆腐（冻）	22	芸豆	24	四季豆	27
豆腐干	24	鹰嘴豆	33		

五、蔬菜类

食物名称	升糖指数	食物名称	升糖指数	食物名称	升糖指数
甜菜	64	芋头（蒸芋头，毛芋）	48	芹菜	< 15
胡萝卜	71	胡萝卜（煮）	39	黄瓜	< 15
南瓜	75	芦笋	< 15	茄子	< 15
山药	51	绿菜花	< 15	鲜青豆	< 15
雪魔芋	17	菜花	< 15	莴笋	< 15
生菜	< 15	西红柿	< 15	菠菜	< 15
青椒	< 15				

六、水果类及制品

食物名称	升糖指数	食物名称	升糖指数	食物名称	升糖指数
西瓜	72	葡萄干	64	猕猴桃	52.
哈密瓜	70	葡萄（淡黄色、小、无核）	56	柑	43
菠萝	66	葡萄	43	芒果	55
香蕉	52	巴婆果	58	柚子	25
芭蕉	53	樱桃	22	杏干	31
香蕉（生）	30	枣	42	桃（罐头、含糖浓度高）	58
桃	28	苹果、梨	36	桃（罐头、含糖浓度低）	52
李子	24	草莓酱（果冻）	49	桃（罐头、含果汁）	30

七、乳及乳制品

食物名称	升糖指数	食物名称	升糖指数	食物名称	升糖指数
牛奶	27.6	牛奶（加糖和巧克力）	34	酸乳酪（普通）	36
全脂牛奶	27	豆奶	19	老年奶粉	40.8
脱脂牛奶	32	降糖奶粉	26	酸奶（加糖）	48
低脂奶粉	11.9	冰激凌	51	酸奶（水果）	41

八、速食食品

食物名称	升糖指数	食物名称	升糖指数	食物名称	升糖指数
小麦片	69	大米（即食、煮1分钟）	46	面包（全麦粉）	69
燕麦片（混合）	83	大米（即食、煮6分钟）	87	面包（粗面粉）	64
荞麦方便面	53	汉堡包	61	面包（小麦粉、高纤维）	68
苏打饼干	72	白面包	88	小麦饼干	70
华夫饼干	76	膨化薄脆饼干	81	爆玉米花	55

附录 5　常见身体活动强度

活动项目		身体活动强度 /MET	
		＜ 3 低强度	3 ～ 6 中强度
		7 ～ 9 高强度	10 ～ 15 极高强度
家务活动	整理床、站立	低强度	2
	洗碗、熨烫衣物	低强度	2.3
	收拾餐桌、做饭或准备食物	低强度	2.5
	擦窗户	低强度	2.8
	手洗衣服	中强度	3.3
	扫地、扫院子、拖地板、吸尘	中强度	3.5
步行	慢速（3 km/h）	低强度	2.5
	中速（5 km/h）	中强度	3.5
	快速（5.5 ～ 6 km/h）	中强度	4
	很快（7 km/h）	中强度	4.5
	下楼	中强度	3
	上楼	高强度	8
	上下楼	中强度	4.5
跑步	走跑结合（慢跑不超过 10 min）	中强度	6
	慢跑（一般）	高强度	7
	8 km/h（原地）	高强度	8
	9 km/h	极高强度	10
	跑上楼	极高强度	15
自行车	12 ～ 16 km/h	中强度	4
	16 ～ 19 km/h	中强度	6
球类	保龄球	中强度	3
	高尔夫球	中强度	5
	篮球（一般）	中强度	6
	篮球（比赛）	高强度	7
	排球（一般）	中强度	3
	排球（比赛）	中强度	4

（续表）

活动项目		身体活动强度 /MET	
		＜ 3 低强度	3 ～ 6 中强度
		7 ～ 9 高强度	10 ～ 15 极高强度
球类	乒乓球	中强度	4
	台球	低强度	2.5
	网球（一般）	中强度	5
	网球（双打）	中强度	6
	网球（单打）	高强度	8
	羽毛球（一般）	中强度	4.5
	羽毛球（比赛）	高强度	7
	足球（一般）	高强度	7
	足球（比赛）	极高强度	10
跳绳	慢速	高强度	8
	中速	极高强度	10
	快速	极高强度	12
舞蹈	慢速	中强度	3
	中速	中强度	4.5
	快速	中强度	5.5
游泳	踩水（中等用力、一般）	中强度	4
	爬泳（慢）、自由泳、仰泳	高强度	8
	蛙泳（一般速度）	极高强度	10
	爬泳（快）、蝶泳	极高强度	11
其他活动	瑜伽	中强度	4
	单杠	中强度	5
	俯卧撑	中强度	4.5
	太极拳	中强度	3.5
	健身操（轻或中等强度）	中强度	5
	轮滑旱冰	高强度	7

注：1MET 相当于每千克体重每小时消耗能量 1 kcal [1 kcal/（kg·h）]。

参考文献

[1] 赵亚玲，马润玫，黄永坤，等.母乳喂养对妊娠期糖尿病母亲子代儿童期超重的影响 [J]. 中国当代儿科杂志，2013，15（1）：56-61.

[2] 范崇纯，洪青，朱卫红，等.不同喂养方式对妊娠期糖尿病患者产后恢复的影响 [J]. 解放军护理杂志，2016，33（3）：31-33，51.

[3] 安力彬，陆虹.妇产科护理学 [M]. 6 版.北京：人民卫生出版社，2017.

[4] Gunderson E P. Breastfeeding and growth during infancy among offspring of mothers with gestational diabetes mellitus：A prospective cohort study[J]. Pediatric Obesity，2018，13（8）：492-504.

[5] Bianco M E，Josefson J L. Hyperglycemia during pregnancy and long-term offspring outcomes[J]. Current Diabetes Reports，2019，19（12）：143.

[6] Yuying Gu，Jun Lu，Weiqin Li，et al. Joint associations of maternal gestational diabetes and hypertensive disorders of pregnancy with overweight in offspring[J]. Frontiers in Endocrinology，2019，10：645.

[7] 熊思敏，聂蓉.妊娠期糖尿病患者自我管理体验质性研究的 Meta 整合 [J]. 护理学报，2020，27（21）：1-6.

[8] 刘婷，谭小雪，徐娜飞，等.妊娠期糖尿病孕妇运动方案的最佳证据总结 [J]. 中华护理杂志，2020，55（10）：1514-1519.

[9] 周昔红，王琴，黄金，等.妇产科护士规范化培训用书 [M].长沙：湖南科学技术出版社，2021.

[10] 王潇潇，杨慧霞.孕前超重或肥胖女性妊娠期糖尿病的预防 [J].中华围产医学杂志，2021，24（5）：372–376.

[11] 曹亚男，朱燕妮，王娜娜，等.妊娠期糖尿病孕妇饮食管理的证据总结 [J].中华护理教育，2021，18（11）：1040–1046.

[12] 黄娜，周英凤，章孟星，等.妊娠期糖尿病临床护理实践指南的更新 [J].护士进修杂志，2021，36（21）：1937–1943.

[13] 邓永芳,卢荔婕,刘美玲,等.妊娠期糖尿病孕妇患病体验的 Meta 整合 [J].中国护理管理，2021，21（8）：1218–1225.

[14] 李海滟，朱贝贝，陶芳标.妊娠糖尿病与围生期抑郁关系的研究进展 [J].现代预防医学，2021，48（10）：1802–1805.

[15] 周翔,雷梦媛,梁丹丹,等.妊娠期糖尿病与产后抑郁关系的 Meta 分析 [J].现代预防医学，2021，48（3）：571–576.

[16] 姜岩琳.产后抑郁症非药物疗法研究进展 [J].中国医学创新，2021，18（35）：171–175.

[17] Adamkin D H. Low blood sugar levels in the newborn infant：Do changing goal posts matter? [J]. Seminars in Fetal and Neonatal Medicine，2021，26（3）：101–202.

[18] 中国营养学会.中国居民膳食指南（2022）[M].北京：人民卫生出版社，2022.

[19] 中华医学会妇产科学分会产科学组，中华医学会围产医学分会，中国妇幼保健协会妊娠合并糖尿病专业委员会.妊娠期高血糖诊治指南（2022）[J].中华妇产科杂志，2022，57（2）：10.

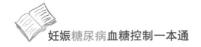

[20] 中华医学会儿科学分会新生儿学组.新生儿低血糖临床规范管理专家共识（2021）[J].中国当代儿科杂志，2022，24（1）：1–13.

[21] 王雪茵，杨慧霞.妊娠期糖尿病的遗传流行病学研究进展 [J].中华围产医学杂志，2022，25（10）：760–764.

[22] 刘铭忆，马秀华.妊娠期糖尿病妇女产后转归及随访的研究进展 [J].中华全科医学，2022，20（1）：109–112，116.

[23] 姚雅鸿，李丽，方园，等.妊娠期糖尿病产后随访管理研究进展 [J].中国糖尿病杂志，2022，30（6）：466–469.

妊娠糖尿病血糖控制一本通